AF463361

ASILE PUBLIC D'ALIÉNÉS D'ARMENTIÈRES.

COMPTE-RENDU

SUR LE

SERVICE MÉDICAL DE L'ASILE

PENDANT L'ANNÉE 1878,

PAR LE DOCTEUR BOUTEILLE, D'AIX,

Directeur-Médecin de l'Asile,

Professeur Agrégé à la Faculté de Médecine de Lille, chargé du cours des maladies mentales et nerveuses;
Membre correspondant de la Société Médico-Psychologique de Paris;
Membre de la Société de Médecine mentale de Belgique;
Membre titulaire non résidant de la Société de Médecine de Lille (Nord), etc., etc.

LILLE,
IMPRIMERIE L. DANEL.
1879.

ASILE PUBLIC D'ALIÉNÉS D'ARMENTIÈRES

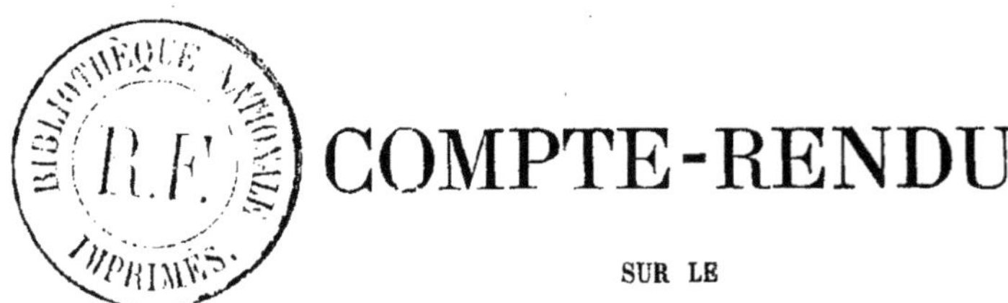

COMPTE-RENDU

SUR LE

SERVICE MÉDICAL DE L'ASILE PENDANT L'ANNÉE 1878

Par le Docteur BOUTEILLE, d'Aix,

Directeur-Médecin de l'Asile,

Professeur Agrégé à la Faculté de Médecine de Lille, chargé du cours des maladies mentales et nerveuses ;
Membre correspondant de la Société Médico-Psycologique de Paris ;
Membre de la Société de Médecine mentale de Belgique ;
Membre titulaire non résidant de la Société de Médecine de Lille (Nord), etc., etc.

INTRODUCTION.

Le compte-rendu médical d'un asile demande des développements assez étendus. Il doit comprendre tous les faits qui ont eu lieu pendant l'année et il est bon, ainsi que le conseille monsieur Dagonet, de citer in-extenso ceux qui sont les plus saillants.

Dans un asile comme celui d'Armentières, où le mouvement de la population est considérable, on ne doit certainement point être en peine pour relater des cas offrant un intérêt incontestable pour celui qui aime le travail et qui est désireux de s'instruire.

Ce travail doit être une revue clinique de l'année qui, comparée à celle des années précédentes, offre, non seulement l'attrait que comportent avec elles les questions relatives à l'aliénation mentale ; mais encore celui, non moins important, de retirer de l'étude des affections de cette nature une incontestable utilité dont l'heureux résultat ne peut que profiter au traitement des malades.

Pour atteindre ce but, on ne doit pas se dissimuler que le rôle du service médical dans un asile d'aliénés est loin d'être une sinécure.

Il doit être, pour ainsi dire, de tous les jours, de tous les instants, quelque soit du reste le dégré hiérarchique des membres qui le composent. Chacun dans sa sphère ne doit ménager ni son temps, ni sa peine ; ne rien négliger et ne pas oublier que les circonstances, en apparence les plus insignifiantes, les plus ordinaires sont souvent susceptibles de produire chez les aliénés d'heureuses modifications dont l'influence est parfois considérable au point de vue de la guérison ou tout au moins de l'amélioration de l'état des malades. On doit bien se pénétrer de cette pensée qu'on est là pour s'occuper des aliénés et de tout ce qui est susceptible de leur être favorable.

Esquirol, dont personne ne saurait discuter l'autorité en matière d'aliénation mentale, a dit, en parlant du rôle des médecins dans les asiles : « Celui qui veut être utile aux aliénés doit « les visiter plusieurs fois par jour et même pendant la nuit, il ne doit pas se contenter d'une « visite faite le matin, comme cela se pratique dans les hopitaux ordinaires. » Les efforts de tous doivent donc concourir vers ce but, être utile aux malades. Ce n'est qu'en agissant ainsi qu'on pourra supporter les charges et les amertumes qui sont parfois inséparables de notre spécialité.

L'unité dans la direction, dans le traitement des aliénés, la bonne entente entre les divers fonctionnaires, pour laquelle chacun doit savoir faire des concessions, sont indispensables au bon fonctionnement du service. Ce n'est que dans ces conditions aussi que l'observation médicale peut se faire avec fruit, non seulement pour les malades, mais encore pour les médecins; c'est alors que le service médical présentera, pour ceux qui en sont chargés, beaucoup d'intérêt ; en même temps il procurera les satisfactions qu'entraine avec lui l'accomplissement du devoir.

Le rapport médical offrira alors véritablement les avantages d'une revue clinique, avantages que l'on est à même d'apprécier sans qu'il soit nécessaire de les démontrer. Afin qu'il en soit ainsi, il est absolument indispensable que des notes soient prises à la visite d'une manière suivie, que les observations soient rédigées avec soin; que les autopsies soient faites avec le désir de s'instruire, de façon à ce qu'on puisse se rendre compte, autant que la science le permet en l'état de nos connaissances, si les désordres intellectuels et physiques qui se sont manifestés pendant la vie, trouvent leur explication dans les lésions cadavériques que révèle l'autopsie.

La folie, comme toutes les autres maladies qui affligent l'espèce humaine, est la conséquence d'une lésion anatomique, lésion qui dans certains cas atteindra directement le cerveau.

Dans d'autres elle sera le résultat d'une action réflexe et dans certaines circonstances sera due à une altération de la constitution.

Il est donc important que les symptômes auxquels elle donne lieu soient fidèlement observés, bien étudiés, car de là dépend le diagnostic à établir, le pronostic à porter et le traitement à instituer.

En aliénation mentale l'importance du diagnostic et du pronostic est peut-être plus grande qu'on ne pourrait le penser, au premier abord. Il s'agit, en effet de distinguer la raison de la folie ; il s'agit de distinguer surtout, de la folie, les délires symptômatiques qui se manifestent soit au début, soit pendant le cours d'une affection aigüe, délires sur lesquels on sera exposé à se tromper. La conséquence de cette erreur aura souvent pour résultat fâcheux le déplacement du délirant qui lui est généralement funeste. Monsieur le Professeur Ball, dans ses leçons sur les maladies mentales, a dit :

« Il en est peu qui se présentent plus souvent et sous une forme plus menaçante; à chaque « instant un diagnostic à établir, un pronostic à formuler viennent mettre le médecin en face « de ces problêmes redoutables qui touchent de si près à l'honneur, au repos des familles et aux « intérêts les plus immédiats de la société. »

Il est par là facile de comprendre l'importance que présente en médecine l'observation médicale, toute la valeur qu'elle acquiert dans la pratique.

C'est en analysant attentivement les symptômes, en les étudiant avec soin, que l'on peut arriver à se faire une idée exacte de la maladie et que l'on peut parvenir à attribuer ses manifestations à une altération des enveloppes du cerveau ou à une lésion de la substance cérébrale elle-même, ayant son siége sur tel point du cerveau plutôt que sur tel autre.

L'étude des localisations, il est vrai, présente encore beaucoup de points obscurs mais néanmoins les travaux relatifs à l'anatomie pathologique et à la physiologie, publiés dans ces dernières années, ont permis assez souvent d'indiquer pendant la vie les lésions de l'encéphale donnant naissance aux symptômes observés pendant la maladie.

Quelque obscure que soit encore cette question, elle n'en doit pas moins être poursuivie avec ardeur, car le jour où la lumière sera faite à cet égard, la médecine aura fait un immense progrès.

Qu'on veuille bien nous permettre de rapporter ici l'opinion de Monsieur le Professeur Wannebroucq à ce sujet : « Depuis quelques années le monde médical semble s'intéresser vivement à toutes les questions qui se rattachent aux fonctions et aux maladies de l'encéphale. « La physiologie et la pathologie déploient à l'envi tous leurs efforts et mettent en œuvre leurs » procédés respectifs d'observation pour élucider les problèmes dont la solution permettrait de » promulguer enfin les lois des manifestations de l'activité cérébrale. Si ce but peut un jour » être atteint, nul doute qu'il n'en puisse être tiré des indications précieuses au point de vue » du développement normal et complet des facultés supérieures de l'homme ; que la patholo- » gie n'y rencontre de nouveaux éléments de diagnostic et de traitement; que la médecine » légale n'en fasse jaillir quelque lumière nouvelle à mettre aux mains de la justice; que la » philosophie enfin n'y trouve des formules définitives compréhensibles pour remplacer les con- » ceptions bizarres et les systèmes disparates dans lesquels elle s'est complue jusqu'au- » jourd'hui. »

Telle est l'opinion du savant professeur de la Faculté de Lille que nous voudrions poursuivre plus loin; mais ne pouvant le faire, nous nous hâtons de continuer le développement des quelques réflexions que nous a suggérées cette année notre travail.

Pour que le compte-rendu médical offre les qualités que nous lui avons assignées, il est de toute nécessité que les fonctionnaires placés sous les ordres du chef de service (médecin-adjoint et élèves internes) se pénétrent bien des devoirs qu'ils ont à remplir et que leur situation respective leur impose; qu'ils se considèrent, pour ainsi dire, comme l'*alter ego* de leur chef et que, placés sous son autorité et son contrôle, ils doivent, au point de vue pratique, s'appliquer à faire prévaloir ses idées, veiller au maintien de la discipline, de l'ordre, etc. Il est indispensable qu'ils ne perdent pas de vue que si aujourd'hui ils doivent obéir, demain ils seront appelés à commander; pour savoir bien commander, la première des conditions est d'avoir su bien obéir.

Le médecin-adjoint, dans un asile, est appelé à suppléer le chef de service; il est donc essentiel, comme l'a dit Berthier : « Que cette suppléance s'effectue sans secousse et sans péril » et qu'il ait la conscience de sa position et l'amour du travail. »

Scipion Pinel, en traitant des devoirs du médecin-adjoint, a écrit d'autre part : « Le médecin- » adjoint est le remplaçant naturel du médecin en chef. Il se considère comme un autre lui- » même et s'identifie avec ses idées et ses principes. » Si, d'autre part, nous considérons ce fonctionnaire au point de vue scientifique, nous ajouterons qu'il doit remplir auprès du chef de service le rôle d'un chef de clinique. C'est ainsi qu'il pourra, comme le veut Esquirol, exercer la surveillance directe sur les élèves internes, les diriger dans leurs fonctions, dans la rédaction des observations, dans celle des ouvertures de cadavres, etc. Le règlement officiel du Ministère de l'Intérieur a tellement compris ainsi les fonctions du médecin-adjoint, qu'il s'est exprimé comme suit : « Section X, paragraphe 3. Le médecin-adjoint, etc. 3° de diriger et de surveiller » la rédaction des observations prescrites par l'article 64. »

Si, comme on peut le voir, le service du médecin-adjoint est important, celui des internes ne l'est pas moins. « L'interne d'asile, a dit Berthier, se prépare au joug médico-administratif. Ce « qu'il lui faut aussi, c'est la conscience de sa position jointe à l'amour du travail. Sans cette » double qualité, pas de vertu professionnelle ni de profit pratique. »

Cette situation administrative ainsi comprise, les internes deviennent des auxiliaires utiles, alors surtout qu'ils apportent dans leurs fonctions l'intelligence et le dévouement. Dans ces conditions, ils sont aptes à donner aux aliénés tous les soins que réclame leur position, et ils le feront certainement avec affection, car pour bien soigner les malades, la première des qualités est de s'intéresser à leur infortune. Les internes sont encore le trait d'union entre les malades et les fonctionnaires sous les ordres desquels ils sont placés.

Il ne faut pas qu'ils s'acquittent de leurs fonctions uniquement parce qu'ils y sont contraints par les règlements; il est indispensable qu'ils apportent dans leur service une sérieuse somme de travail, afin que, généralement appelés les premiers à donner leurs soins aux malades, ils puissent le faire utilement en connaissance de cause. Dans leur situation, ils sont appelés à rendre de grands services; aussi est-il indispensable qu'ils se mettent sous tous les rapports à la hauteur des fonctions qui leur sont confiées, ce à quoi ils ne peuvent parvenir que par le travail et la bonne conduite. Quoique jeunes encore en général, ils doivent se souvenir que noblesse oblige.

Pratiquée par tous dans les conditions que nous venons sommairement d'indiquer, la Médecine mentale ne peut que progresser et rendre dans tous les cas des services sérieux aux aliénés.

La vie, dans les asiles, deviendra alors facile et agréable pour tous, dès l'instant où chacun aura pour devise : Travail et dévouement.

C'est ainsi que l'on pourra oublier, ou pour mieux dire supporter plus aisément les souffrances, les tristesses et le malheur, que l'on rencontre à chaque pas dans nos établissements, et que l'on pourra aussi profiter des satisfactions morales que donne toujours le travail et l'accomplissement du devoir, quelques difficultés qu'il puisse offrir.

CHAPITRE Ier.

Mouvement de la Population.

« L'aliénation, dans sa fréquence, suit la civilisa-
» tion; elle en est le parasite; elle vit et s'accroît
» avec elle et à ses dépens. »

(*Rapport général sur le Service des aliénés, par MM. les Inspecteurs généraux du Service.* — 1874.)

Le nombre des malades, dans un établissement d'aliénés, varie forcément toutes les années et l'on serait tenté de croire que les oscillations que subit le mouvement de la population peuvent présenter des différences très-marquées d'une année à l'autre.

Ce mouvement dépend du chiffre des entrées, de celui des sorties, et des décès, qui varie aussi chaque année; mais ce n'est point ainsi qu'il faut, à notre avis, considérer le mouvement s'effectuant dans un asile; on doit envisager la population par groupe d'années, la juger d'après des moyennes, pour s'en faire une idée bien exacte; c'est seulement de cette manière que l'on peut se rendre compte des fluctuations qui s'opèrent d'une période à une autre. En **1877**, par exemple, la population de l'asile, au 31 décembre, donnait par rapport à 1876 une augmentation de 13 malades; la moyenne de l'année était de 566.

En **1874**, la moyenne avait été de 588-7 et en 1875 de 602-2.

On ne pourrait certainement tirer une conclusion sérieuse si on s'en tenait à des chifffres isolés ou comparés entr'eux, d'après l'examen de deux ou trois années entr'elles.

Les différences entre ces chiffres proviennent des entrées, des sorties et des décès, ainsi que nous l'avons fait remarquer tout d'abord. En **1878**, le chiffre de la population, constaté au 31 décembre, était de 566 et la moyenne des malades traités pendant toute l'année s'est élevée à 569-3. Eu égard à la moyenne des malades, en **1877**, qui a été de 571-3, nous trouvons une diminution de deux malades. Cette minime différence s'est déjà rencontrée dans d'autres circonstances; il suffit de la signaler sans y ajouter la moindre importance. Mais si, par contre, nous examinons le mouvement de la population de l'asile pendant dix années de (**1868** à **1877**), par exemple (Tableau N° 3), nous aurons une idée bien plus exacte de la situation; nous obtenons une population moyenne de 571-4 malades, d'où il suit que la moyenne des malades traités pendant ces dix années a été de (571-4) par année.

Elle ne diffère avec celle de **1877** qui, ainsi que nous l'avons dit, a été de 571-3, que de un dixième.

Les moyennes des malades varient aussi pendant les dix années **1868** à **1877**, ainsi qu'on pourra en juger d'après le tableau N° 4 et néanmoins le chiffre definitif, fourni par ces mêmes moyennes, étant de 576-3, nous donne en résumé une augmentation de 4-7 malades. D'où il suit que, si nous considérons seulement le chiffre de notre population moyenne en **1878**, nous serions en droit de conclure que le nombre de malades a diminué; conclusion qui ne serait pas exacte. Mais bien certainement nous retrouverons cette différence dans les années à venir, ainsi que le démontrent les calculs que nous venons d'examiner et l'équilibre se rétablira très-certainement dans la prochaine période décennale; c'est du reste ce qui est arrivé à l'hospice Ghislain (Belgique) ainsi que le fait remarquer le docteur Ingels, dans ses recherches statistiques, publiées en 1875 : « Le mouvement ascensionnel que nous constations à cette époque, » 1867, a cessé parce que tous ceux qui pouvaient réclamer les secours de l'asile sous prétexte » de folie, y ont été admis et qu'ainsi tous les aliénés gardés auparavant dans les familles ont » été placés. »

Nous devons en outre ajouter que si le nombre des malades admis en 1878 est le même que celui constaté en 1877, par contre le chiffre des décès est un peu plus élevé cette année ; celui des sorties ne s'en éloigne que d'une manière insignifiante. Mais, nous le répétons, nous ne devons pas nous arrêter aux différences constatées d'une année à l'autre car il peut se présenter dans ces conditions-là des imprévus qui font subir quelquefois au chiffre de la population des écarts assez marqués. Ils sont du reste le plus souvent insignifiants et la preuve c'est qu'en 1877 la population s'élevait, au 31 décembre, à 565 malades, et celle de cette année au 31 décembre, est de 566.

Le nombre de nos pensionnaires reste à peu près stationnaire, on ne saurait espérer encore de le voir se modifier d'une manière favorable pour l'établissement, d'abord parce qu'on ignore généralement que de nouveaux pensionnats, dont l'installation se poursuit, ont été tout récemment construits et ensuite parce que l'asile d'Armentières a été dans la nécessité, depuis longtemps, de refuser des pensionnaires par suite de l'exiguité de l'ancien pensionnat. Nous aimons à espérer que, sous ce rapport-là la situation changera lorsque tous les malades, à quelque catégorie qu'ils appartiennent, auront été transférés dans le nouvel établissement et que notre installation, répondant alors à tous les besoins du service, sera terminée.

Il faut ensuite tenir compte, en ce qui concerne les pensionnaires, qu'Armentières n'est pas le seul établissement d'hommes existant dans le Nord ; qu'en outre, alors qu'il ne nous a pas été possible depuis bien longtemps d'admettre un plus grand nombre de pensionnaires à cause de l'insuffisance des locaux, ainsi que je viens de le dire, les familles ont pris l'habitude de placer leurs malades dans les autres établissements. Nous avons en outre une concurrence à soutenir, difficile, nous le reconnaissons, attendu que sous le rapport du progrès nous étions demeurés forcément dans le statu quo, qui était loin d'être favorable à la réputation de l'asile, alors qu'il n'en était pas ainsi dans d'autres maisons consacrées aux aliénés. D'autre part il ne faut pas se dissimuler qu'un pensionnat ne s'établit que lentement, surtout dans une région comme la nôtre où les établissements destinés au traitement des aliénés hommes sont nombreux. En outre nous ne devons pas oublier que non loin des frontières françaises existent aussi un assez grand nombre de maisons spécialement affectées aux soins des aliénés, où l'on reçoit des pensionnaires français.

Le chiffre des malades placés d'office à la charge du département du Nord, restant au 31 décembre 1878, est plus élevé que celui constaté précédemment. Par contre le nombre des aliénés de la Seine est inférieur à celui de 1877, ce qui ne doit point surpendre, attendu que la Seine ne nous envoie plus ses aliénés depuis bienlongtemps déjà. Nous ne pouvons, à cet égard, que regretter qu'il en soit ainsi et nous aimons à espérer que ce département reviendra sur la détermination qu'il a prise, il y a assez longtemps, alors surtout que le prix de journée qu'il paie pour eux, à l'asile d'Armentières, n'est pas élevé; d'autre part nous ajouterons qu'en venant ici, les aliénés ne sont pour ainsi dire pas dépaysés, comme cela arrive lorsqu'on les envoie dans le midi, où les prix de journée dans quelques asiles sont bien plus élevés que les nôtres. La Seine en venant chez nous trouvera des avantages réels ne fut-ce déjà que les frais de transport qui sont plus élevés.

Pour les placements concernant les autres départements, la Guerre et l'État, la situation est à peu de chose près restée la même.

Enfin nous ferons une dernière remarque, c'est que les affections dont étaient atteints les malades existant au 31 décembre 1878 ne présentent pas. quant au nombre, un très grand écart avec l'année écoulée. Elles diffèrent les unes des autres de quelques unités seulement. (Voir le tableau N° 2).

CHAPITRE II.

Admissions.

« Le nombre des folies incurables diminuera très-
» sensiblement, lorsque les aliénes seront admis dans
» les asiles dès que les premiers symptômes de la
» maladie se seront manifestés. »

Le nombre des malades admis en 1878 a été de 166; il ne diffère pas de celui constaté l'année dernière. Cette égalité de chiffres dans les admissions, pendant ces deux années, n'a aucune signification. Il ne peut être attribué qu'au hasard, ainsi que nous l'avons déjà fait remarquer dans le chapitre précédent.

Les malades placés d'office, en 1878, au compte du département du Nord ont été plus nombreux qu'en 1876, c'est ainsi que nous relevons en 1878 le chiffre de 153 alors qu'en 1876, il n'avait été que de 149, mais il ne diffère que d'une unité eu égard à 1877.

Envisageons maintenant les admissions de toutes natures, en considérant les résultats observés pendant les dix années précédentes (1868 à 1877).

Il ressort de cet examen que la moyenne des malades admis pendant cette période est de 170.7 (tableau 2), eu égard au chiffre réel des admissions ayant lieu chaque année. La moyenne des admissions par rapport aux moyennes annuelles de la population serait de 29-72 (tableau 3).

Si d'autre part nous ne considérons que les aliénés placés d'office, au compte du département du Nord, pendant les dix années comprises entre (1868 et 1877) la moyenne des admissions serait de 145-5.

Enfin nous remarquerons que le nombre d'aliénés eu égard au chiffre total de la population du département du Nord qui s'élève à 1,519,685 habitants, pour une superficie de 569,297 hectares 53 centiares, est de 10-4 par 100,000 habitants, mais comme tous les arrondissements ne renferment pas les mêmes éléments de population, attendu qu'il en est où existent de grands centres industriels, il convient de voir quels sont les arrondissements donnant le plus d'aliénés.

L'arrondissement d'Avesnes	pour une population de	182577	habitants donne	6-5	aliénés par	100,000 habitants	(Agricole).
— Cambrai	—	196148	—	5-6	—	—	(Industriel).
— Douai	—	123619	—	13-7	—	—	(Agricole).
— Dunkerque	—	121944	—	9-8	—	—	(Industriel).
— Hazebrouck	—	111775	—	8-9	—	—	(Agricole)
— Lille	—	591134	—	14-»	—	—	(Industriel).
— Valenciennes	—	192518	—	6-7	—	—	(Agricole).

Nous voyons par ce relevé que les arrondissements où l'on constate le chiffre le plus élevé d'aliénés sont ceux de Lille et de Douai.

Le nombre des malades admis pour la 1re fois a été :	en 1877,	de 134 ;	en 1878,	de 139
— —	cause de rechûte............		20	—	19
— —	par transfèrement...........		12	—	8

d'où il ressort qu'en 1878 il y a eu 5 aliénés de plus admis pour la première fois, 1 de moins pour cause de rechute et 4 de moins par transfèrement. Écart peu sensible, comme on le voit, mais si d'autre part nous considérons les malades admis pour la première fois les années précédentes, nous remarquerons qu'en 1876, par exemple, il y avait 6 malades en moins qu'en 1875, traités pour la première fois, en 1877 il y en a 7 de moins qu'en 1876 et 5 de plus en 1878.

Ces différences que nous pourrions rechercher dans des années antérieures se compensent. D'où il suit qu'en résumé le nombre d'aliénés traités pour la première fois ne tend pas à s'accroître.

Les rechutes, eu égard aux années précédentes, sont à peu près dans la même proportion ; nous faisons une remarque semblable par rapport aux transfèrements.

Les rechutes sont le plus souvent déterminées par des habitudes d'intempérance ; cette observation concerne aussi la plupart des aliénés admis pour la première fois.

Si nous considérons le temps pendant lequel les malades guéris ou améliorés ont pu rester en liberté, nous voyons que 3 sont compris dans la période de 1 à 2 ans, 1 dans celle de 2 à 3 ans, 2 dans celle de 5 à 6 ans, 1 dans celle de 7 à 8 ans, enfin au dessus de ces périodes, 1 seulement.

Des causes multiples concourrent à amener ces résultats, elles varient suivant les lieux et les individus, mais en général elles sont occasionnées par l'intempérance, ainsi que je viens de le dire, par le peu de sympathie que rencontrent quelques malades revenant dans leurs familles, par le peu d'égards que l'on a pour eux, enfin dans bien des cas elles seraient bien moins fréquentes, si les parents n'étaient pas si pressés pour reprendre les malades avant que la guérison soit bien assurée. Il est souvent très difficile de résister aux obsessions opiniâtres des familles, tant est vive l'insistance et la tenacité qu'elles mettent à vouloir obtenir ce qu'elles désirent. Aussi prennent-elles souvent, malgré les avis qu'on leur donne, un état de calme relatif pour une guérison complète et définitive ; elles s'illusionnent avec complaisance sans se préoccuper des consequences fâcheuses que peut offrir pour les aliénés cette sortie prématurée.

On ne peut jusqu'à un certain point blâmer les familles, agissant ainsi, car elles sont probablement mues par des sentiments louables ; mais au point de vue médical et scientifique, on ne peut que déplorer cette manière de faire.

Nous n'examinerons pas séparément toutes les formes d'affections mentales dont étaient atteints les aliénés au moment de leur admission. Nous sommes cependant frappés du nombre élevé d'affections parvenues déjà à l'état chronique que nous avons constatées, dans le tableau N° 5, du chiffre toujours élevé des folies alcooliques.

Le délire des persécutions a été relevé chez un assez grand nombre d'entrants ; c'est là une affection, dont la gravité ne saurait échapper à aucun médecin, elle reconnait le plus souvent les abus de boissons alcooliques. Quant aux malades atteints de paralysie générale progressive ou de ramollissement cérébral nous constatons à regret qu'ils sont toujours dans une proportion considérable. En 1878, elle est de 19-2 % par rapport au chiffre des admissions, et eu égard à la population moyenne de l'asile de 5-6 %.

Le tableau indiquant le nombre de paralytiques admis pendant les vingt années précédentes nous montre que 162 paralysés généraux sont entrés dans l'établissement pendant la période des 10 premières années (1858 à 1867) alors que pendant les 10 dernières il en a été admis 317. D'où il résulte une différence en plus de 155, ce qui démontre la marche malheureusement toujours ascendante de cette redoutable affection. Tandis en effet que la moyenne des 10 premières années est de 16-2, celle des 10 dernières est de 31-7 ; la différence qui existe entre ces deux moyennes étant de 15-5 il est facile de voir que dans la dernière période les malades atteints de paralysie générale progressive ont plus que doublé ; cette augmentation est plus marquée dans les dernières années. C'est, il faut le reconnaître à regret, un fait bien triste à constater, alors surtout qu'en 1878 il a été admis 8-1 malades de plus, atteints de paralysie générale, que pendant les 20 années précédentes. L'âge des aliénés au moment de leur entrée ne nous offre rien de bien intéressant à noter. Nous mentionnerons toutefois que 31 malades étaient atteints d'aliénation mentale dans la période de la vie comprise de 30 à 40 ans et 39 de 40 à 50 ans. L'année dernière les mêmes périodes comprenaient la moitié du nombre des entrées, tandis qu'elles sont inférieures cette année. Nous devons ajouter que cette différence pourrait tenir à ce que l'âge de 18 malades est inconnu.

Remarquons en outre que dans la période comprise entre 60 et 70 ans figurent 19 aliénés, 1 dans celle de 80 à 90, 1 au-dessus de 90. Parmi ces 26 malades, il faut le reconnaître, un certain nombre ne sont que des vieillards gênants, il est vrai, dans les hôpitaux, ou dans les familles, mais qu'on aurait pu sans inconvénients y maintenir. Ce sont là certainement des causes d'augmentation dans la mortalité.

Dans le tableau N° 10, relatif à l'état-civil, on verra que le chiffre des mariés et des célibataires est le même à une unité près. Devrait-on en conclure que l'influence de ces deux états est la même sur le développement de la folie.

Assurément non car si d'une part une opinion ne saurait s'établir sur cette seule donnée il est d'autre part admis par le plus grand nombre des auteurs que le célibat fournirait un plus grand nombre d'aliénés. En ce qui nous concerne, et d'après nos précédentes observations, nous sommes portés à penser que si le célibat a une influence plus accentuée sur la folie, cette différence n'est pas aussi marquée qu'on pourrait le croire tout d'abord. Il est en effet reconnu que bon nombre d'aliénés n'ont pu se marier à cause de l'infirmité dont ils sont atteints ; c'est là une des premières causes qui accroit le nombre de célibataires ; en outre, bon nombre de personnes renoncent au mariage à cause des charges qu'entraîne la famille et dont ils ne veulent pas prendre le souci. Mais d'un autre côté n'est-il pas rationnel d'admettre que le célibataire, privé des satisfactions de la vie de famille, est exposé à vivre dans de mauvaises conditions morales et dans des situations souvent anormales et dès lors funestes à son état mental. L'homme marié doit de son côté supporter les soucis, les peines, les difficultés, les charges, que crée la famille, n'est-ce pas sur lui aussi que retombe la responsabilité morale de la famille ? Nous sommes dès-lors portés à croire que l'influence du célibat et du mariage se contrebalancent dans le développement de la folie.

Le tableau N° 11, concernant le degré d'instruction des malades, nous donne une proportion différant peu de celle observée les années précédentes. Nous voyons avec peine, d'après ce relevé, que 10 aliénés seulement avaient une instruction élevée, 63 savent lire et écrire. Quant à ceux chez lesquels l'instruction est nulle, ils sont toujours trop nombreux et ne s'élèvent pas à moins de 53 Ce chiffre démontre encore une fois de plus la nécessité qu'il y a de répandre l'instruction, le plur largement possible, dans toutes les classes de la société et principalement dans les classes ouvrières.

Il faut, pour atteindre ce but, multiplier les écoles et les moyens d'enseignement, obliger les parents à y envoyer leurs enfants. L'éducation, qui est le corollaire forcé de l'instruction, ne peut s'acquérir qu'à cette condition.

Insister sur la nécessité qu'il y a d'instruire et sur l'infériorité morale et intellectuelle que présentent ceux qui n'ont ni instruction, ni éducation, nous paraît chose superflue ; démontrée déjà depuis longtemps, par l'observation et par l'expérience.

Nous citerons, à l'appui de cette manière de voir, l'opinion récemment émise par M. Voisin ; dans son Traité sur la Paralysie générale.

« On parviendra à développer la liberté morale par une instruction solide et surtout par » une éducation soignée, conformément aux principes établis par Ferrus, Félix Voisin, Séguin, » etc. A ce titre, l'éducation est d'une immense importance au point de vue de la prophilaxie » de la folie. »

Nous n'avons pas encore d'école et de salle de musique dans l'établissement ; nous le constatons à regret, mais nous comblerons certainement cette lacune dans le nouvel établissement,

Nous nous abstiendrons de réflexions, cette année, au sujet des professions et du domicile, attendu que dans un de nos rapports précédents nous nous sommes longuement étendus sur ces deux questions.

Nous avons fait de même précédemment relativement aux causes, nous n'y insisterons donc point ; nous ajouterons toutefois qu'il est très regrettable que les renseignements sur les malades nous parviennent très-incomplets, soit de la part des parents, soit de la part des personnes qui ont mission de faire les enquêtes. Bien souvent aussi les renseignements insérés dans les bulletins individuels ou dans les procès-verbaux d'enquête sont en contradiction avec ceux fournis par les parents.

Nous avons encore constaté avec peine, l'année dernière, que la plupart des affections mentales que nous avons eues à observer étaient le résultat des abus de boissons alcooliques.

Nous terminerons ce qui a rapport à ce chapitre en faisant remarquer que sur les 166 aliénés, admis pendant l'année, 71 étaient atteints d'affections incurables; soit à peu près la moitié.

CHAPITRE III.

Sorties.

« On guérit donc dans les asiles plus du tiers des » aliénés curables qui s'y sont placés. Que serait-ce » donc s'ils y étaient conduits dès le début de la » maladie? »

(Lunier).

Nous avons eu jusqu'à ce jour pour principe de nous montrer facile pour faire ordonner la sortie des malades confiés à nos soins; nous n'avons pas eu à le regretter; aussi sommes-nous persuadés que si on procédait généralement ainsi, on tendrait bien certainement à diminuer la population des asiles qui a généralement de la tendance à s'accroître par ce fait que les malades ne sont pas placés dans l'asile dès le début de leur affection.

Les rechutes, ainsi que nous l'avons vu précédemment, n'ont pas été plus nombreuses que les autres années; ce qui vient en résumé à l'appui de notre manière de voir au sujet des sorties.

J'ajouterai en outre qu'en agissant ainsi on évite les sorties ordonnées quelquefois par les autorités, que la loi a investies à ce sujet

Sous ce rapport la loi a été peut-être trop large lorsqu'elle a laissé aux magistrats le droit d'ordonner directement la sortie d'un malade. Il serait à désirer que, tout en maintenant le texte de la loi, le tribunal fut tenu de consulter des médecins experts, car la guérison de la folie est souvent chose très-délicate à constater pour les médecins aliénistes; à plus forte raison doit-il en être ainsi pour les personnes qui n'ont pas fait de l'aliénation mentale une étude spéciale; qui n'ont pas l'habitude de vivre avec les aliénés et qui dès lors ne peuvent les connaître, ne les voyant que transitoirement.

Il est du reste reconnu, que le placement des malades sortis contrairement à l'avis des médecins ne tarde pas à être prescrit de nouveau dans un délai plus ou moins long.

Malgré les inconvénients que nous voyons au point de vue médical et scientifique, aux sorties de cette nature, nous avons pour habitude de provoquer, dans quelques cas, les demandes des malades aux magistrats; nous facilitons toujours, dans les circonstances surtout où la sortie des aliénés ne peut offrir aucun inconvénient, soit pour eux-mêmes, soit pour la société, ceux qui désirent se mettre en rapport avec les autorités judiciaires.

En 1877 les sorties se sont effectuées comme suit : 31 par guérison, 16 par amélioration, 19 par transfèrement, 9 pour autres causes, 1 a été reconnu non aliéné.

En 1878 il y a eu 19 sorties par guérison, 32 par amélioration, 11 par transfèrement, 6 pour autres causes, 2 malades ont été reconnus non aliénés.

La moyenne des sorties par guérison et par amélioration, a été en 1877, de 28-3 °/₀, par rapport au chiffre des admissions, et de 8-2 °/₀ eu égard à la population totale de l'asile.

Elle est cette année pour les guérisons et les améliorations de 30-7 °/₀ par rapport au chiffre des admissions est de 8-9 °/₀, eu égard à la moyenne de la population. Nous devons ne pas oublier de remarquer que 41 malades sortis guéris ou améliorés étaient en traitement pour la premiére fois et que parmi les sorties figurent 10 malades admis par suite de rechûte.

Pendant les dix dernières années (1868 à 1877), la moyenne des sorties par guérison et amélioration a été de 64-8, ainsi que nous pouvons en juger d'après les relevés mentionnés dans le tableau N° 2.

Les sorties de toutes natures, qui ont eu lieu pendant la même période, donnent une proportion de 91-5 (tableau N° 5)· D'autre part si nous examinons la proportion des guérisons et des améliorations, eu égard au chiffre des admissions, pendant les 10 années précédentes (1868 à 1877), nous trouvons comme moyenne 37-98.

En nous plaçant au point de vue de la moyenne de la population de l'asile, la moyenne des guérisons et des améliorations est, pendant les 10 années (1868 à 1877) de 11-25 °/₀.

D'après le dernier rapport officiel de MM. les Inspecteurs généraux, la proportion des sorties est de 9-48 °/₀ pour les guérisons, de 3-99 pour les améliorations soit 12-87 °/₀, notre chiffre de sorties ne diffère donc, de celui officiellement constaté, que de 1-62, mais en somme cette différence ne doit point nous surprendre si nous en jugeons d'après l'opinion émise par MM. les Inspecteurs, dans leur rapport.

« Si comme nous venons de le laisser entendre, les guérisons ne sont pas aussi nombreuses » qu'autrefois, ce qui du reste n'est pas particulier à la France, les causes en sont multiples.

» Il est incontestable, par exemple, que les admissions au compte du département, notam- » ment depuis trois ou quatre ans, s'opèrent en général de plus en plus tardivement et que la » proportion des incurables dans les admissions augmente d'une année à l'autre. »

Nous n'avons pas l'intention de revenir cette année sur les considérations que nous avons émises au sujet des sorties nous les avons longuement exposées dans notre rapport de 1876 : nous ajouterons toutefois quelques courtes réflexions :

Il est généralement bien difficile de poser une règle à ce sujet, car, même sans s'occuper des cas particuliers qui peuvent se présenter, nous devons reconnaître qu'en général les données permettant d'établir les signes positifs de la guérison sont trop incertaines ; néanmoins, si le retour à la raison n'a pas lieu brusquement : si on constate chez les malades le retour des sentiments affectifs, l'amour du travail, les habitudes d'ordre, de propreté ; si surtout ils ont conscience de leur situation ; s'ils se montrent confiants et si leur désir de reconquérir leur liberté n'est pas trop pressant, il est permis de penser que la guérison s'est effectuée. Mais bien que ces signes constituent uniquement des probabilités ils n'en contribueront pas moins à seconder dans la détermination que doit prendre le médecin expérimenté que sa sagacité médicale doit avant tout guider.

Dans l'intérêt des malades il serait à désirer que des sorties : à titre d'essai, puissent avoir lieu toutes les fois que le médecin le juge nécessaire ; mais il ne peut y recourir sans se trouver en face des difficultés qui surgissent, lorsque le malade ne peut être conservé dans sa famille pendant le temps déterminé.

Il faudrait d'abord, ainsi que le disait Monsieur le Docteur Laprée, dans l'intéressant compte médical de l'année dernière, dont il voulut bien se charger :

« Que le médecin fut aidé par la faculté légale, de provoquer des sorties à titre d'essai. »

Evidemment tout le nœud de la question est dans la faculté légale. A notre avis les sorties à titre d'essai devraient s'effectuer comme suit : Le médecin qui voudrait recourir à ce moyen ferait prendre un engagement aux parents de l'aliéné, constatant que ces derniers prennent la responsabilité des actes auxquels pourrait se livrer le malade pendant le temps qui leur est confié ; le médecin de son côté à l'insu du malade aviserait l'autorité supérieure, en lui adressant en même temps le double de l'engagement pris par les parents. Dans ces conditions, ce nous semble, la responsabilité de l'autorité et du médecin seraient entièrement sauvegardées.

Mais comme il est juste aussi de ne pas négliger les intérêts de la famille ; celle-ci, à son tour, serait libre de ramener le malade directement à l'asile aussitôt qu'elle s'apercevrait qu'il y a danger soit pour lui, soit pour son entourage, à le garder. La famille ne serait plus tenue dans ces conditions là, à faire de nouvelles démarches, toujours longues et pénibles, pour elle, pour la réintégration de l'aliéné. Seul le chef de l'établissement aviserait le Préfet que le malade a été réintégré ; il devrait en même temps faire connaître à l'autorité quels sont les motifs qui ont décidé la famille à prendre cette détermination. Dans le cas, au contraire, où elle jugerait que le malade peut demeurer auprès d'elle, le médecin demanderait au Préfet de prononcer la sortie définitive du malade.

Il nous est arrivé bien souvent en effet de proposer aux parents d'user des sorties à titre d'essai ; la plupart y auraient volontiers consenti, mais la pensée seule qu'ils seraient forcés de recourir à de nouvelles démarches pour être autorisé à ramener le malade à l'asile, a été l'unique raison pour laquelle ils ont rejeté la mesure que nous leur proposions.

Faites dans ces conditions les sorties à titre d'essai nous paraissent garantir à la fois les intérêts de chacune des parties. Nous ne saurions, en ce qui nous concerne, admettre à cet égard une autre manière de procéder.

Les affections où le chiffre des guérisons et des améliorations a été le plus élevé sont : manie **19**, lypémanie **8**, manie alcoolique **10**. Quant aux autres formes d'aliénation mentale, figurant dans le tableau 6 ; elles ne présentent rien qui doive fixer notre attention ; nous ajouterons toutefois qu'un malade atteint de paralysie générale progressive est sorti par suite de rémission.

Les malades entrés et sortis en **1878** et dont le début de la maladie ne remontait pas à une époque éloignée sont ceux qui ont fourni le plus de cas de guérisons.

Nous remarquons en effet dans le tableau 8 qu'il est sorti 14 malades, dont l'affection ne remontait pas au-delà d'un à trois mois.

Ces relevés viennent du reste de l'appui de l'opinion généralement admise que la folie est plus facilement curable lorsqu'elle est soignée dès le début : « S'il est vrai, a écrit Monsieur le « Docteur Sauze, comme je crois l'avoir démontré, que la folie est une affection cérébrale « et que pourtant elle réclame surtout un traitement physique, est-il besoin de dire que plus « on s'empressera de la soigner à son début plus on augmentera les chances de guérison.! C'est « un principe consacré par l'expérience dans toutes les maladies, à savoir qu'il est plus facile « de les mener à bonne fin à mesure que le traitement est appliqué dès l'apparition des premiers « symptômes. Ce principe est surtout vrai pour la folie. »

CHAPITRE IV.

Décès.

« Il est incontestable que les affections cérébrales » idiopathiques tendent à augmenter de nos jours, et » influent d'une manière notable sur la mortalité.

» Je n'en veux d'autres preuves que la recrudes- » cence observée, depuis un certain nombre d'années, » dans les formes paralytiques, ainsi que dans la ter- » minaison par hémorrhagie cérébrale. »

(MOREL).

« Une circonstance qui contribue, d'une manière » notable, à augmenter la mortalité dans les maisons » d'aliénés, c'est l'état déplorable dans lequel nous » sont amenés un certain nombre de malades. »

» Il est donc certain qu'il meurt plus d'hommes que » de femmes. »

(AUBANEL).

La nature des affections graves dont sont atteints la plupart des malades, au moment de leur admission, contribue pour une large part à maintenir dans une proportion à peu près constante le chiffre des décès; il faut, en outre, tenir compte de l'état physique du plus grand nombre des malades qui, il faut le reconnaître, est très-souvent des plus mauvais, à tel point qu'il nous arrive de recevoir des aliénés dont la situation physique est désespérée, qui n'ont plus que quelques jours ou quelques heures à vivre. Aussi sommes-nous dans la nécessité de faire conduire fréquemment des entrants directement à l'infirmerie, tant est déjà compromise leur santé physique.

La folie est aussi par elle-même une cause directe de mort; elle est d'autant plus grave que souvent elle masque des affections organiques fatalement mortelles.

Dans bon nombre de cas aussi les affections intercurrentes ne peuvent être reconnues que lorsqu'elles sont parvenues à une période de gravité telle que les ressources de l'art sont le plus souvent impuissantes; les malades, en effet, absorbés par leurs idées délirantes, ne se plaignent généralement pas; il faut deviner, pour ainsi dire, les affections dont ils sont atteints. Ajoutons encore qu'il est des aliénés refusant de manger dans la crainte d'être empoisonnés; qu'il en est d'autres qui ont des habitudes pernicieuses pour la santé.

Ne voit-on pas fréquemment des malades marchant habituellement nu-pieds, par tous les temps, restant à peu près complètement déshabillés; s'exposant au froid, à l'humidité, buvant leur urine, mangeant leurs excréments et tout ce qu'ils trouvent sous leurs mains. Il est hors de doute que les aliénés, comme l'a dit Aubanel : « Vont d'eux-mêmes au-devant d'une foule de » causes morbides, agissant tantôt d'une manière générale en affaiblissant la constitution, » tantôt d'une manière élective sur quelques organes, sur les poumons, par exemple, qui de- » viennent le siége de maladies très-graves et souvent mortelles. »

Nous devons, en outre, mentionner la paralysie générale qui fournit généralement, chez les hommes, une très-forte proportion de décès, et c'est cette affection qui certainement explique, en partie du moins, pourquoi il meurt plus d'hommes que de femmes.

Cette maladie, on le sait, est bien plus fréquente chez l'homme que chez la femme, des raisons multiples que nous ne pouvons développer, ici concourent à cet état de choses. Ainsi que l'établit le rapport officiel de 1874 de MM. les Inspecteurs généraux : « Les admissions donnent » pour 1874 la proportion de près de 40 femmes admises en état de paralysie générale contre » 100 hommes. »

Mais en dehors de cette grave affection il est reconnu que chez les hommes surtout dans les asiles situés dans les grands centres ou qui reçoivent des malades en provenant, on constate des affections organiques, cérébrales qui, en quelques jours déterminent la mort; le délire aigu, par exemple, n'est-il pas plus fréquent chez l'homme que chez la femme.

Cette affection excessivement grave se termine bien rarement par la guérison. L'alcoolisme s'observe aussi plus souvent chez les hommes que chez les femmes, les habitudes d'ivrognerie sont malheureusement trop souvent le triste lot des hommes.

Or, chacun connaît l'influence pernicieuse que l'abus des boissons exerce sur le système nerveux et sur la santé générale. La folie se déclarant chez les ivrognes invétérés acquiert une gravité exceptionnelle déterminant fréquemment la mort.

Les maladies incidentes les plongent, tout à coup, dans un état de prostration d'abattement physique excessifs et les emportent en quelques jours.

Nous aurions certainement encore à montrer combien sont plus nombreuses, plus fréquentes et plus graves chez l'homme que chez la femme les affections mentales; combien aussi sont multiples les causes engendrant chez eux les formes graves de la folie. Il n'y a donc pas lieu d'être surpris que la mortalité soit plus élevée du coté des hommes. Mais nous ne pouvons plus longuement nous étendre sur ces intéressantes considérations, car cette étude nous entraînerait au-delà des limites que nous avons assignées à notre travail.

En 1878, le chiffre des décès s'est éleve à 95; il a été supérieur à celui constaté l'année précédente qui, nous devons le reconnaître, a été exceptionnel.

La moyenne de la mortalité, par rapport à la population moyenne de l'asile a été de 16-6 % alors qu'en 1877 elle n'avait été que de 13-82 %. Du reste, il est fréquent d'observer que les années où la mortalité est moindre elle est par contre plus élevée l'année suivante. Mais pour apprécier les décès d'une manière exacte il est juste encore d'examiner la moyenne relevée pendant une période de 20 ans, de (1858 à 1877). Dans les dix premières années (1858 à 1867) la moyenne des décès est de 14-50 %, dans les dix dernières années (1868 à 1877) elle est de 14.38 %, d'où il résulte une différence en moins peu sensible, il est vrai, de 0-12 % dans la seconde période.

Mais d'autre part, en considérant la moyenne des décès dûs à la paralysie générale; nous nous rendrons compte, aussi exactement que possible, de la proportion des décès. Cette affection, toujours plus ou moins rapidement mortelle, nous explique comment il se fait que la moyenne de nos décès est à peu près la même pendant vingt années.

La proportion des décès dans tous les asiles relevée par MM. les Inspecteurs généraux, en 1874, est de 13-91, d'où résulterait une différence seulement entre ces deux proportions de 0-47 %.

Ne considérant donc que les décès dûs à la paralysie générale, nous mentionnerons les proportions dans la première période (1858 à 1877) de 13-1 % et pendant la seconde (1868 à 1877), celle de 24-9 %, soit pour les vingt années une moyenne de 19 %; d'où il ressort que si la mortalité a diminué dans les autres formes mentales ; la proportion des décès dûs à la paralysie générale à doublé et que la moyenne des décès pendant les dix premières années diffère très-peu de celle des dix dernières années. Mais il convient en outre de considérer aussi qu'elle est la proportion des décèdés pour cause de paralysie, eu égard au chiffre des décès constatés pendant la période de vingt ans. Cette proportion, pour les dix premiéres années, est de 15-26 °/₀ et de 30-28 °/₀ dans les dix dernières années. Comme il est facile de le voir par ces résultats la différence dans la dernière période (1868 à 1877) est de 15-02 °/₀ en plus.

La proportion des paralysés généraux, eu égard au chiffre total des décès, s'est donc accrûe du double de 1868 à 1877.

Mais en tenant compte de la mortalité qui a eu lieu pendant les vingt années ; des proportions qui en résultent, nous pouvons conclure que, si la mortalité n'a pas diminuée dans une sensible proportion, elle est demeurée dans tous les cas ce qu'elle a toujours été à l'asile d'Armentières ; que c'est aux cas nombreux de paralysie générale, qui y sont traités, qu'il faut attribuer la différence de proportion dans les décès, existant entre celle que nous venons de produire et celle officiellement constatée dans le rapport de MM. les Inspecteurs généraux (1874).

Nous avons relevé, dans le tableau 7, la durée du séjour des aliénés entrés en 1878 ; il résulte que 12 malades n'ont pas séjourné plus de 1 à 20 jours et 7 de 20 à 40 et qu'enfin 13 malades ont succombé du 40e jour au 10e mois.

La mortalité a donc porté sur 32 aliénés admis dans l'année, soit le tiers des décès. Il faut en rechercher la cause dans la gravité de l'affection dont ils étaient atteints et dans leur déplorable état de santé physique, au moment de leur arrivée dans l'Etablissement.

La mortalité n'est pas la même dans les divers mois de l'année, aussi nous paraît-il préférable de considérer les décès d'après les saisons. En les rangeant ainsi nous trouvons les résultats suivants. Hiver 32. Printemps 29. Eté 18. Automne 16. Ainsi considérés l'hiver et le printemps fournissent le plus de décès ; l'été et l'automne en donnent moins. La différence entre les saisons est très-marquée, nous constatons en effet 51 décès pendant l'hiver et le printemps ; tandis qu'il n'y en a que 34 pendant l'été et l'automne, soit 17 décès en moins pendant ces deux dernières saisons.

Nous ne devons point en être étonné car ce sont en effet les saisons les plus favorables à la santé ; celles aussi ou l'intempérie des temps est le moins à craindre.

Si enfin nous envisageons les décès par rapport aux mois froids et aux mois chauds nous voyons que les premiers donnent 51 décès, tandis qu'il n'y en a que 34 pour les seconds, soit une différence de 13 décédés en moins pendant les mois chauds.

Cette différence qui est déjà trés-marquée dans le nord ou les mois chauds sont bien moins nombreux que dans le midi et bien plus accentuée dans cette dernière région. Aubanel, en comparant ainsi les décès, a trouvé, sur 495 décès entre les mois froids et les mois chauds, une différence de 73, en faveur de ces derniers. Ces comparaisons infirment ce fait démontré par les résultats de l'expérience, c'est que la mauvaise saison exerce une influence des plus funestes sur la mortalité des aliénés ; aussi doit-on prendre des précautions pour les mettre autant que possible à l'abri du froid et de l'humidité, surtout dans le nord.

Nos observations, à cet égard, concordent avec l'opinion déjà émise par Esquirol à savoir que « la mortalité est très-forte en automne et en hiver, elle est plus faible au printemps et en » été. Dans ces dernières saisons, les moyens conservateurs de la vie concourent à écarter les » dangers. »

Nous remarquerons que les décès suivant l'âge sont moins fréquents dans la jeunesse, ils augmentent dans l'âge mur et s'accroissent encore dans la vieillesse. Il n'est pas étonnant que la mortalité augmente à l'âge intermédiaire, car c'est généralement à cette époque de la vie que se produisent le plus grand nombre de cas d'aliénation mentale : « de 10 à 20, a dit Morel, on » remarque des cas isolés, de 20 à 30, ces cadres se remplissent, de 30 à 40, il y a une » affluence, il y a foule. »

En dehors de la débilitation générale qu'occasionne la folie, en dehors aussi des causes de faiblesse, de débilité physique qu'amène la vieillesse, il est fréquent de constater à cette période de la vie des affections cérébrales idiopathiques conduisant à la démence; ou bien encore voit-on surgir des cas de folie aiguë déterminant la mort, peu de jours après l'invasion. On constate souvent aussi le ramollissement cérébral dû à un Athérome des artères cérébrales. Nous comptons de 60 à 90 ans, 26 décès.

Le tableau 15, où nous avons relevé les maladies ayant occasionné la mort, nous montre que 39 malades ont succombé par suite d'affections du cerveau, 24 de maladies des organes respiratoires et 8 par suite d'affection chronique du cœur. Quant aux 24 autres aliénés décédés ils ont succombé à des affections diverses. Nous ferons cette remarque qui n'est pas sans importance chez les aliénés, c'est que ceux dont la mort reconnaît pour cause des affections intestinales ne sont qu'au nombre de 4.

Parmi les affections des organes de la respiration nous ferons observer que la phthisie pulmonaire a déterminé la mort chez 15 individus.

Ce fait ne doit pas nous étonner car cette affection est généralement plus fréquente qu'on ne le croirait tout d'abord, chez les aliénés; à plus forte raison dans le Nord où cette maladie fait habituellement un grand nombre de victimes. L'observation nous a en outre démontrée que bon nombre de malades sont atteints de tuberculose au moment de leur admission

Bien que certaines formes de folie, telles par exemple que la lypémanie et la démence, prédisposent à cette affection et en accélèrent la marche ; il est reconnu que sa fréquence est plus grande dans les pays froids et que l'humidité favorise le développement des tubercules. Esquirol, sur 277 décès, en a rencontré 28 dûs à la phthisie pulmonaire ; 62 lypémaniaques, sur 176, ont succombé à la même affection.

D'après les observations recueillies par M. Calmeil, il résulte que « les deux cinquièmes des aliénés qui meurent sont phthisiques. Encore négligeons-nous, dit-il, les tubercules d'un volume peu considérable qu'on ne découvre qu'après avoir beaucoup cherché dans les poumons; sur 30 cas de phthisie pulmonaire, vingt fois on découvre des tubercules ou des foyers de suppuration des deux côtés de la poitrine; le poumon gauche est affecté seul plus souvent que le poumon droit. »

« Parchappe, sur 85 autopsies, a noté que 12 décès étaient dûs à la phthisie pulmonaire; M. Dagonet, sur un relevé de 428 décès, en a trouvé 109 dûs à la phthisie pulmonaire ; Wesber donne la proportion de un sur quatre ; Scipion Pinel, celle de un sur 6 ; Fcuminy, celle de un sur huit. M. le docteur Rousseau, directeur-médecin de l'asile d'aliénés d'Auxerre, s'est exprimé comme suit, dans son rapport médical de 1877 : « C'est la phthisie pulmonaire

pulmonaire qui a occasionné le plus de décès. Cette affection est toujours assez fréquente a l'asile d'Auxerre. »

Les proportions peuvent varier suivant les pays où les observations ont été faites ; mais elles n'en n'infirment pas moins cette opinion que la phthisie, très-fréquente chez les aliénés, fait un grand nombre de victimes. Chacun sait, en effet, combien l'auscultation offre chez eux de difficultés, et d'autre part, nous devons reconnaître que les symptômes de cette affection qui, chez les personnes indemnes de folie, se présentent avec leur marche normale, font le plus souvent défaut chez les aliénés dans le début de cette affection ; ce n'est le plus souvent que lorsque la phthisie est arrivée à sa période ultime qu'on peut diagnostiquer cette affection, et cela malgré tous les soins et toutes les attentions que l'on peut avoir pour arriver plus tôt à la découverte de la vérité.

Il n'est donc alors plus temps d'agir d'une manière efficace, le diagnostic ne pouvant être sûrement porté que très-tard, toutes les ressources de la thérapeutique deviennent inutiles et les malades ne tardent pas à succomber, tant à cette période l'évolution de la maladie est rapide. « Ces phthisiques, dit Esquirol, échappent à l'attention la plus attentive. Les malades » s'affaiblissent, tombent dans le marasme et la fièvre lente, quelquefois avec toux, devoiement ; » ils s'éteignent, le délire, loin de cesser, augmente jusqu'à la fin. A l'ouverture des corps, » on trouve les poumons tuberculeux suppurés, quelquefois avec des vomiques. »

M. le docteur Cullere, dans son travail (Contribution à l'étude de la tuberculose chez les aliénés), a dit : « En résumé, la tuberculose décime toutes les catégories d'aliénés et principa- » lement les déments et les lypémaniaques stupides. Puis viennent par ordre de fréquence les » idiots et enfin les maniaques. La conclusion de tout ce qui précède, c'est que l'aliénation » mentale, au moins dans ses formes dépressives, engendre positivement une prédisposition » à la tuberculose. »

Il y a lieu, toutefois, de remarquer, que dans les pays du Nord, et par conséquent à l'asile, la phthisie est très-fréquente ; on doit en-dehors de toutes les conditions climatériques et héréditaires, porter l'attention sur ce fait que les professions de tisserands sont les plus nombreuses.

Or, il est reconnu, ainsi que l'a démontré Chatin, que la phthisie pulmonaire est commune chez les tisseurs. Fonteret a constaté qu'à Lyon, sur 2,024 décès, il y en avait 771 dûs à la phthisie : soit, plus d'un tiers.

M. Layet, à qui nous empruntons ces renseignements, ajoute que : « La phthsie est donc une maladie professionnelle chez cette catégorie d'ouvriers, et reconnaît suivant cet observateur, les causes suivantes : 1° Immobilité relative du corps pendant le travail, jointe à la position inclinée en avant ; 2° la vie sédentaire ; 3° la longueur exceptionnelle de la journée ; 4° la viciation habituelle des ateliers ; 5° une alimentation insuffisamment réparatrice. »

Nous recevons à l'asile d'Armentières beaucoup de malades exerçant la profession dont s'agit ; on ne serait donc pas en droit de conclure que la phthisie, chez tous nos malades, est due à l'aliénation mentale ou au séjour de l'asile, car nous avons remarqué que bon nombre de malades étaient déjà tuberculeux au moment de leur entrée ; mais on ne saurait néanmoins nier l'influence fâcheuse de la folie sur la phthisie.

Nous ne saurions partager l'opinion émise par M. Dagonet au sujet du Diagnostic de la phthisie chez les aliénés. D'après cet auteur elle est ordinairement d'un Diagnostic facile ; nos observations, à cet égard, nous portent à penser le contraire.

Nous ajouterons toutefois, que la mortalité peut s'accroître pendant quelque temps par suite du transfèrement des malades dans le nouvel établissement. En dehors, en effet, des causes que nous venons d'exposer, il convient de considérer les influences du milieu qu'auront à supporter les malades et plus particulièrement ceux déjà anciens dans l'établissement ; influences pouvant par suite des modifications qu'elles imprimeront à l'organisme, devenir nuisibles pour quelques-uns ; mais qui seront bien certainement favorables à la majorité.

Nous mentionnerons en terminant ce chapitre, deux décès survenus chez deux aliénés atteints de délire des persécutions avec idées de suicide. L'un de ces malades qui, dès son entrée avait manifesté des idées de suicide paraissait depuis longtemps être entré dans une période de calme et d'amélioration qui pouvait faire supposer que son délire s'était dissipé sous l'influence du traitement auquel il avait été soumis.

Il était en effet devenu plus expansif, plus communicatif et demandait même à quitter l'établissement. Il s'occupait dans la maison et se rendait utile ; lorsqu'on causait avec lui on ne retrouvait plus les traces d'idées de suicide.

Néanmoins il était l'objet d'une surveillance assidue. Ce malade a évidemment dissimulé ses conceptions délirantes afin d'arriver plus facilement à l'accomplissement de ses désirs ou bien encore il a mis fin à ses jours sous l'influence de nouvelles hallucinations subites et terrifiantes, semblables à celles qu'il ressentait au moment de son entrée dans l'asile. D'après l'état mental qui avait été constaté récemment, il y a lieu d'admettre cette dernière hypothèse.

Quant à l'autre malade qui s'est suicidé, il faut, comme cela arrive dans les affections de cette nature, qu'il ait déployé une très grande énergie. Toutes les précautions avaient été prises pour empêcher ce malheureux accident, et on ne peut s'expliquer comment il a pu réussir à atteindre le but qu'il poursuivait.

Dans ces sortes d'accidents, il est toujours très-difficile de pouvoir connaître exactement la vérité, et bien que toutes les précautions soient prises, c'est souvent la cause, en apparence, la plus insignifiante qui favorise les desseins des malades.

Il est du reste généralement reconnu, que dans les asiles un accident de cette nature est presque toujours suivi de très-près, d'un événement semblable à celui qui vient d'avoir lieu, et cela, bien qu'on redouble de zèle, de précautions et de prudence.

Les événements de cette nature sont toujours très-regrettables ; mais il est malheureusement presqu'impossible de les éviter, et à ce sujet tous les auteurs sont d'accord.

On voudra bien nous permettre de rapporter ici l'opinion de quelques-uns des plus autorisés.

M. Brierre de Boismont, qui a fait du suicide et de la folie suicide, une étude spéciale, a dit : « Malgré la surveillance la plus exacte on ne peut pas plus empêcher ces accidents qu'on ne prévient les évasions dans les bagnes et les prisons. S'il y a des signes précurseurs du suicide chez les aliénés ; dans la plupart des cas, et qui n'échappent pas à l'œil exercé du médecin, il faut reconnaître qu'ils manquent parfois et que cette idée peut éclore subitement dans l'esprit. »

Morel, de son côté, s'est exprimé ainsi : « Le suicide peut être un acte instantané, irréfléchi, comme dans la période d'exaltation du délire, ou se propager par l'influence contagieuse de l'exemple. Dans d'autres circonstances, c'est de la part du malade un acte raisonné, prémédité, réfléchi, pour la perpétration duquel ils emploieront les ruses les mieux ourdies et parviendront à déjouer la surveillance la plus active.

Le docteur Haschek, rapportant six cas de suicide accomplis pendant une seule année, par des malades de l'asile de Vienne, fait remarquer qu'il est à peu près impossible d'éviter d'une manière absolue tout malheur de cette nature.

M. Maxime Ducamp, dans son étude relative à l'aliénation mentale a envisagé de la manière suivante cet état particulier de l'aliéné atteint d'idées de suicide : « Quand un aliéné a réussi de se tuer, la plupart essayent de l'imiter et il est bien rare que l'on n'ait pas quelque nouveau malheur à redouter. Lorsqu'il s'agit de se débarrasser de la vie, les aliénés déploient une persistance, une hypocrisie, une volonté fixe et prédominante qui mettent en défaut les précautions les plus subtiles et feraient croire que la maladie suscite chez eux des facultés spéciales et presque surhumaines.

« Les monomanes; a dit Marcé, dissimulent soigneusement leurs projets et feignent d'y avoir renoncé ; ils disposent tout à l'avance avec une finesse et une persévérance à peine croyables, cachent leurs moyens d'exécution, cherchent à éloigner leurs gardiens sous quelque prétexte et commettent leurs tentatives au moment le plus inattendu et avec une indomptable énergie. »

Nous ne croyons pas devoir insister plus longuement à ce sujet, attendu que les médecins aliénistes ne diffèrent pas d'opinion à cet égard. Mais ce que l'on peut affirmer, c'est que les malades de cette catégorie causent, à ceux qui ont la direction et la responsabilité des aliénés, des soucis et des préoccupations incessantes ; c'est avec juste raison que M. Brierre de Boismont a écrit à propos des suicides :

« La surveillance des suicides est pour les chefs d'établissements la véritable épée de Damoclés, »

CHAPITRE V.

Maladies incidentes.

» Il peut exister, chez les aliénés, de très-graves
» perturbations et des désordres dans les fonctions ou
» les organes de l'économie, sans qu'il se manifeste
» aucun de ces symptômes qui nous aident dans le
» diagnostic des maladies ordinaires. On voit des fous
» continuer à marcher et à manger, lors que déjà le
» poumon est hépatisé; de même que d'autres, toujours
» fixés sur leur lit, ne changent point de place, ne
» donnent aucun signe de souffrance, lorsqu'ils sont
» sous le coup d'une affection qui doit les emporter
» au bout de quelques heures. »

(MOREL).

« La marche sourde et insidieuse des affections aigües
» est bien faite pour mettre le médecin en défaut. »

(THORE)

Les affections incidentes présentent ordinairement chez les aliénés un caractère de gravité que l'on ne rencontre pas aussi fréquemment chez les individus sains d'esprit. Lorsqu'en effet les malades sont dans l'obligation la nécessité de s'aliter l'affection nécessitant des soins spéciaux est ordinairement plus ou moins avancée et les moyens dont on dispose pour combattre chez eux les maladies incidentes sont assez souvent d'une efficacité douteuse. Il faut aussi tenir compte de l'état du système nerveux qui est malade depuis longtemps d'où il suit que l'organisme déja très débilité est moins apte, souvent même dans l'impossibilité de pouvoir réagir contre l'affection intercurrente qui vient d'atteindre le malade. Dans la plupart des affections mentales la sensibilité physique subit des modifications, dont l'intensité varie. Elle est simplement diminuée ou bien abolie ou bien encore pervertie et dans quelques cas enfin plus rares, il est vrai, on rencontre de l'hypéresthésie. Ce sont là des états physiques qui empêchent le malade, en dehors de ses idées délirantes, de ressentir la douleur physique ; aussi ne doit-on point s'étonner de rencontrer quelquefois à l'autopsie des affections graves ayant évoluées sans que rien dans l'état habituel du malade pût faire soupçonner l'existence d'un état morbide. Nous avons eu occasion, dans un asile ou étaient réunis les deux sexes, de faire l'autopsie d'une femme, chez laquelle nous constatâmes une pleurésie très ancienne, le poumon était complétement comprimé par le liquide, son volume avait à peine la grosseur du poing.

Les faits de cette nature ne sont malheureusement pas rares et ont été notés par les auteurs depuis longtemps. Esquirol a cité le cas d'une femme très-âgée, chez laquelle l'agitation était à peu près constante, qui succomba tout-à-coup ; à l'autopsie, il constata une pneumonie parvenue déjà au troisième degré.

L'auscultation offre des difficultés excessives chez les aliénés ; bien certainement dans la majorité des cas, les symptômes qui se révèlent ne sont pas de nature à faire supposer l'existence d'une affection devant entraîner la mort à bref délai. Dernièrement encore, nous avons eu occasion d'examiner un sujet chez lequel il était à peu près impossible de diagnostiquer la pneumonie double dont il était atteint, tant les symptômes de cette affection étaient obscurs et surtout aussi parce que les plus importants faisaient défaut. Ce malade, en proie à un délire maniaque intense très-loquace, respirait à peine ; ce ne fût qu'après un examen des plus attentifs que nous pûmes diagnostiquer une pneumonie double. Dans ce cas là, nous étions loin de constater les symptômes que présente habituellement cette maladie.

Il est de toute nécessité de soumettre à des examens fréquents et rapprochés les malades présentant des affections incidentes. J'ajouterai, en outre, qu'il faut avoir des aliénés une habitude toute spéciale et que dans bien des cas encore, la sagacité du médecin, même le plus éclairé, peut être prise en défaut.

M. Dagonet, en s'occupant des maladies incidentes chez les aliénés, a émis l'opinion suivante :

« L'examen d'un aliéné, lorsqu'il vient à tomber malade, présente d'ailleurs dans une foule » de cas des difficultés insurmontables, ce qui tient chez les uns à leur délire et à leur excessive » agitation, chez les autres à l'affaiblissement considérable de leurs facultés. Les commémoratifs manquent en général d'une manière à peu près complète ; on ne peut remonter à la » cause; rarement on voit un aliéné se plaindre; les uns ne souffrent réellement pas, d'autres » ne peuvent exprimer ce qu'ils éprouvent »

Il est des malades par contre qui sont sans cesse à se plaindre, bien qu'ils ne soient pas hypochondriaques ; on est tellement habitué à les entendre gémir qu'on finit par ne plus les écouter, alors surtout qu'ils conservent leur embonpoint, que leur appétit est normal et que toutes les fonctions de la vie organique paraissent s'accomplir normalement. Nous croyons néanmoins qu'il faut même, à l'égard de ces malades, user en général des plus grandes précautions ; on doit les examiner fréquemment, et bien certainement on finira par découvrir chez eux l'existence d'une affection qu'on ne soupçonnait pas, qui probablement était la cause de leurs plaintes incessantes.

Les faits, en apparence, les plus insignifiants, les plus petits détails acquièrent souvent pour le médecin une importance plus grande qu'on ne pourrait le penser tout d'abord. On conçoit du reste sans peine qu'il en soit ainsi, si l'on veut bien ne pas oublier que les aliénés sont ordinairement absorbés par leurs idées délirantes ; qu'ils attribuent en général les sensations qu'ils éprouvent, les douleurs qu'ils ressentent, soit à des êtres imaginaires envoyés par leurs ennemis pour les faire souffrir, ou bien encore considèrent-ils les phénomènes morbides qui se passent en eux comme étant le résultat de châtiments qu'ils ont mérités d'endurer par suite des prétendues fautes qu'ils ont commises.

D'autres, croyant être immortels, se figurent qu'ils ne peuvent être atteints par la maladie ; enfin il en est chez lesquels l'état mental est tellement troublé, le délire est si intense, que rien de ce qui se passe en dehors de leurs idées dominantes n'est susceptible d'attirer leur attention. Vivant complètement dans leur sphère délirante, ils n'ont aucun souci de leur état physique.

Nous avons connu un malade tellement persuadé d'avoir les intestins mortifiés par suite des grandes quantités de poison qu'il disait avoir ingéré, qu'il n'hésita pas à s'ouvrir l'abdomen avec un couteau coupant à peine. Les aliénés sont en somme de grands enfants qu'il faut conduire, qu'il faut diriger, tant au point de vue intellectuel que physique.

La médecine de ces malades, atteints d'affections intercurrentes, offre des difficultés plus grandes encore que chez les enfants ; chez ces derniers, la mère et l'entourage peuvent encore fournir des indications au médecin, qui lui seront d'une utilité précieuse dans le traitement qu'il aura à instituer. Chez les aliénés, tout fait défaut, et le plus souvent, si on les interroge, ils vous induisent dans l'erreur.

L'instinct de la conservation n'existe plus, et quelque soit le degré d'intelligence qu'ils aient conservé, on doit bien se pénétrer qu'avant tout il faut penser et sentir pour eux.

Aussi n'hésitons-nous pas à dire que la vie du médecin d'asile est toute d'abnégation, de dévouement ; c'est dans le bien qu'il peut faire aux malades, qui lui sont confiés, dans les services qu'il leur rendra, qu'il doit chercher ses satisfactions ; c'est dans l'accomplissement de cette tâche, souvent très-difficile, qu'il doit borner son ambition.

Parmi les affections incidentes, que nous avons eues à observer cette année, nous mentionnerons l'embarras gastrique ; il est à remarquer que ce trouble des fonctions digestives s'observe généralement pendant la période des chaleurs ; mais on le rencontre aussi fréquemment à la période de début de la folie, ou encore pendant le cours d'un accès ; bien souvent nous l'avons constaté comme symptôme précurseur d'un nouvel accès d'agitation qui éclatait peu après la manifestation des troubles du tube digestif et quelquefois il était concomitant avec l'agitation. Ces troubles de l'appareil digestif, dans la folie, ont été notés par la plupart des auteurs. Sandras, Moreau de Tours, Sauze, Morel, etc.

Le nombre de diarrhées mentionné dans le tableau des maladies incidentes (affections internes) pourait au premier abord paraître élevé si on considérait le chiffre lui-même sans le commenter. Le nombre des diarrhées varie généralement peu, sauf des exceptions, ainsi que nous l'avons remarqué depuis longtemps. Mais quoiqu'il en soit nous devons reconnaître que les troubles de l'intestin, dont il est très-exactement pris note, constituent habituellement une indisposition passagère et sans importance qui peut être due soit à une impression du froid, soit à une mauvaise digestion. Par contre, aussi on relève quelquefois des diarrhées qui ne sont que le symptôme d'un état grave de l'organisme et qui sont en rapport avec la cause qui les détermine.

Ces diarrhées symptômatiques sont parfois prises pour des diarrhées essentielles ; mais un examen attentif modifie bien vite le diagnostic. En résumé, les diarrhées que nous avons eues à observer cette année, comme les années précédentes, ont été simplement des troubles intestinaux, sans importance et qui auraient dû passer inaperçus, si nous n'attachions pas une si grande importance à faire tenir note des moindres faits qui se rapportent à la santé physique des aliénés.

Nous noterons un fait assez singulier qui s'est produit dans les premiers jours de septembre 1878, et dont il nous a été impossible de nous rendr compte malgré les investigations minutieuses auxquelles nous nous sommes livrés. Une diarrhée passagère, et sans gravité aucune, s'est déclarée dans la division des agités. Vingt-cinq malades environ, et deux ou trois infirmiers furent pris pendant la nuit d'un flux diarrhéïque qui cessa dans les vingt-quatre heures, sans qu'il fût nécessaire de recourir à aucun traitement. Les autres malades, ainsi que des infirmiers de cette division, ne ressentirent aucun trouble dans leur santé, la digestion s'accomplit normalement. Cependant, malades et infirmiers avaient pris la même nourriture ce jour-là ainsi que le personnel de toutes les autres divisions.

Enfin les affections thoraciques, telles que pneumonie, pleurésie et phthisie ont fourni un assez grand nombre de cas graves et intéressants.

C'est à l'hiver rigoureux qui a eu lieu que nous devons attribuer le plus grand nombre de ces maladies. Nous noterons encore un cas de cholérine des plus graves qui s'est produit au mois de juillet. Le malade était complètement refroidi, cyanosé, la voix était éteinte ; le faciés offrait ce cachet spécial décrit chez les cholériques ; les vomissements étaient fréquents ainsi que les selles. Grâce aux soins empressés qui lui furent donnés, ce malade guérit. A la suite de cette maladie l'état mental s'est amélioré. Avant cet accident il était sans cesse agité, gâteux, ne répondait à aucune des questions qu'on lui adressait, il bataillait et se disputait avec ses compagnons d'infortune. Depuis lors, il est devenu calme, répond lorsqu'on lui parle, vit dans une division de tranquilles et s'occupe parfois aux travaux agricoles.

En résumé, les affections thoraciques ont dominé l'année dernière, les affections cérébrales ont été par contre moins nombreuses que l'année précédente, ainsi que les affections du cœur. Nous n'insisterons pas sur les autres formes de maladies incidentes, relevées dans le tableau N° (1) attendu qu'elles n'ont rien offert de particulier.

Quant au nombre total de malades ayant été atteints d'affections incidentes, il est à peu de choses près le même que celui des années antérieures.

Il nous reste, pour terminer ce qui a rapport à ce chapitre, à dire quelques mots des affections chirurgicales.

Prises dans leur ensemble elles n'ont pas présenté dans leur marche comme dans leur terminaison, de circonstances susceptibles de fixer l'attention. Nous mentionnerons qu'un malade opéré pour une gangrène du gros orteil n'a manifesté pendant l'opération aucune sensation pouvant faire présumer qu'il ressentait de la douleur ; il en a été à peu près de même chez un autre malade opéré d'un phimosis. L'insensibilité physique est assez fréquente chez les aliénés ; nous ne devons donc pas être étonné des faits que nous avons observés, à ce sujet.

Les affections incidentes externes que nous avons constatées pendant l'année n'ont pas présenté à l'observation de faits sur lesquels nous devions nous appesantir. Un malade épileptique s'est fracturé la cuisse pendant une attaque survenue dans la nuit. Cet épileptique introduisit durant son accès sa jambe droite entre les barreaux de son lit et c'est à la suite de tractions exercées pendant l'attaque que la fracture de cuisse s'est produite au tiers supérieur.

Nous avons encore un assez grand nombre de malades atteints de conjonctivite granuleuse ; cette affection outre sa gravité, est d'une tenacité désespérante, elle réclame un traitement suivi et bien approprié. Il ne faudrait cependant pas supposer que la conjonctivite granuleuse se développe uniquement dans l'établissement et que les cas nouveaux que nous avons à constater se soient tous déclarés dans l'établissement. Parmi les malades qui nous sont amenés bon nombre sont atteints de granules à l'état aigü ou à l'état chronique. Dans les cas chroniques on ne se douterait certainement pas de l'existence de cette affection si on n'avait pas la précaution d'examiner les yeux des malades. Sous l'influence, soit du contact, soit d'une cause susceptible de déterminer l'inflammation de la conjonctive ; il s'établit une abondante suppuration essentiellement contagieuse et qui se gagne des uns aux autres avec une excessive rapidité par les mille moyens de contact soit d'individus à individus, soit par les linges, ou les éponges qui ont servi aux personnes déjà atteintes de granulations.

On a attribué cette maladie à l'encombrement, aux poussières répandues dans l'air, etc., etc. il n'en est rien ; elle est essentiellement due, ainsi que l'a très-bien démontré M. le Professeur Cuignet à la contagion et c'est par la contagion seule qu'elle se propage. J'insiste sur ce mode de propagation, attendu que l'expérience nous a démontré qu'il était le seul aussi qui put expliquer la rapidité avec laquelle ce mal se répand ; tous les médecins du reste qui se sont occupés de cette maladie sont convaincus qu'elle est contagieuse. Cette affection, très-répandue dans le département du Nord où existe une population ouvrière très-importante, ne l'est pas moins dans les départements qui nous entourent.

L'Ophtalmie granuleuse régnait en Belgique dans plusieurs garnisons ; le Gouvernement belge, dans l'espoir d'arrêter sa marche, sans cesse envahissante, prit la détermination de renvoyer dans leurs foyers les soldats qui étaient granuleux ; 3,000 sur 5,000 nous apprend M. Cuignet.

Cette mesure dont on ne prévoyait pas alors toutes les conséquences fâcheuses eut pour triste résultat de disséminer l'ophtalmie granuleuse dans les familles des militaires, on la vit successivement l'année d'après se transmettre aux parents, aux enfants et aux femmes ; elle se répandit rapidement dans tout le Royaume et c'est de cette manière que par les mariages entre Français et Belges, atteints de cette maladie par les rapports fréquents qu'ont entre eux les habitants des frontières, qu'elle pénétra bientôt dans le département du Nord, où elle règne chez une grande partie de la population.

La granulité existe dans tous les pays, sous toutes les zônes et dans tous les grands établissements, même les mieux tenus, à un degré plus ou moins considérable. Si on la trouve répandue principalement dans les classes inférieures ; c'est que là les moyens hygiéniques et prophilactiques sont difficilement mis en pratique ; quant au traitement il est assez difficilement suivi malgré les dispensaires gratuits établis dans les grands centres.

On serait tenté de penser tout d'abord en observant chez certains malades la rapidité avec laquelle se développe quelquefois l'ophthalmie granuleuse qu'elle ressemble à ce qu'on a désigné sous le nom de mitte. Mais il n'en est rien, croyons-nous, car cette affection commune chez les vidangeurs, est produite par les vapeurs ammoniacales provenant des fosses d'aisances, bien qu'on observe de préférence ces ophthalmies à développement rapide chez les aliénés gâteux. On ne saurait en attribuer la cause aux vapeurs ammoniacales car elles ne sont ni assez intenses ni assez développées pour produire un tel effet; d'autre part les lits de gâteux sont tous les jours renouvelés; en outre, la mitte ainsi que le fait observer M. Layet, ne dure que quelques jours, souvent même que quelques heures. Par contre l'ophthalmie, telle que nous la voyons, persiste en général et ce n'est que rarement que nous observons des conjonctivités simples.

Nous n'avons eu, fort heureusement, qu'un seul cas d'hématome à constater dans l'année chez un aliéné atteint de paralysie générale progressive. Il était dû à des tiraillements que le malade exerçait fortement sur ses oreilles. Dans ce cas nous en avons encore retrouvé la cause traumatique; nous n'insisterons pas sur ce sujet, que nous avons étudié dans notre mémoire, publiée dans les annales Médico-Psychologiques, en 1878.

Le chiffre constatant les eschares, dont les malades ont pû être atteints, peut tout d'abord paraître très élevé; mais outre que plusieurs malades nous sont amenés atteints de plaies de cette nature nous devons faire remarquer que sous cette dénomination on a compris les érosions les plus légères et qui n'avaient aucune gravité; il résulte dès lors que les malades ayant présenté des eschares au sacrum ou aux grands trochanters sont en somme en très petit nombre.

CHAPITRE VI.

Traitement.

« Dans un asile d'aliénés, j'ai beau chercher les
» fonctions d'un directeur et celles d'un médecin, je
» ne trouve que celles du médecin.
» Tous les faits qui concernent les aliénés sont telle-
» ment liés, qu'il est impossible d'en attribuer un
» certain ordre au médecin et un autre à un directeur. »
(FALRET.)

L'opinion de M. Falret, partagée par tous les médecins, ne saurait être contestée et nous la retrouvons tout entière lorsqu'il s'agit du traitement de l'aliénation mentale, dans lequel le médecin est seul apte, par ses études spéciales, à s'occuper des soins physiques et moraux à donner aux aliénés. Seul il doit mettre en mouvement les rouages administratifs parce que seul aussi il est apte à comprendre les indications du traitement, les modifications à y apporter; c'est de la direction qu'il imprime au malade que dépendra le plus souvent la guérison de l'aliéné.

Avant tout le traitement à instituer pour combattre les diverses formes d'aliénation mentale doit être physique, car la folie ne peut être considérée autrement que comme une maladie cérébrale ou la conséquence, dans certains cas, d'une action reflexe réagissant sur le cerveau et ne différant pas dès lors des autres maladies organiques; c'est évidemment aux agents physiques, aux agents pharmaceutiques qu'il faut recourir pour la combattre, car les symptômes physiques existent pendant la période prodromique au début de la folie et on les constate encore pendant la durée de l'affection mentale.

Si les résultats cliniques ne répondent pas toujours au but que l'on poursuit, on doit surtout les attribuer aux retards que l'on met à faire soigner les aliénés. Si cette maladie est le plus souvent incurable, « Il faut aussi en accuser, ainsi que l'a dit M. le Docteur Sauze, l'ignorance du plus grand nombre des médecins sur la nature et sur l'époque de son début. C'est ainsi, ajoute-t-il, qu'en méconnaissant la véritable nature de l'aliénation mentale, on perd un temps précieux pour la guérison; c'est ainsi qu'en se contentant en quelque sorte d'observer la maladie, alors qu'il faudrait la combattre énergiquement, on compromet pour toujours la santé des malades.

Parmi les indications que comprend le traitement des aliénés, l'isolement est la première à remplir. Il est absolument indispensable, dans l'intérêt de la guérison, que l'isolement ait lieu au moment le plus rapproché du début de la maladie.

On doit soustraire le malade du milieu dans lequel l'affection s'est développée, car l'influence de ce milieu ne peut avoir que des résultats mauvais : l'aliéné ne rencontre autour de lui que les personnes et les choses qui ont contribué au développement de son affection, il est en outre bien difficile de l'empêcher de se livrer à ses occupations.

Il faut donc chercher à produire chez le malade des sensations nouvelles, changer l'ordre des idées sous l'influence desquelles il se trouve, changement qui ne peut se produire sans l'isolement, lequel a pour avantage non moins incontestable de forcer l'aliéné à se soumettre à la discipline; ce qu'on ne saurait vouloir obtenir s'il réside dans sa famille, qui n'a et ne peut avoir d'empire sur lui, non seulement pour s'opposer à l'accomplissement d'actes déraisonnables, mais encore pour le forcer à suivre un traitement que le malade refuse ordinairement, persuadé qu'il jouit de l'intégrité de sa raison.

« L'isolement, a dit Esquirol, consiste à soustraire l'aliéné à toutes ses habitudes, en l'éloignant des lieux qu'il habite, en le séparant de sa famille, de ses amis, de ses serviteurs, en l'entourant d'étrangers, en changeant toute sa manière de vivre.

» L'isolement a pour but de modifier la direction vicieuse de l'intelligence et des affections des aliénés; c'est le moyen le plus énergique et ordinairement le plus utile pour combattre les maladies mentales. »

Il ne nous paraît pas nécessaire d'insister sur cette question au sujet de laquelle tous les médecins français et étrangers sont unanimes; mais il faut insister auprès des familles et de l'autorité pour qu'elles recourent à ce moyen de traitement dès que la maladie mentale est déclarée.

Le traitement de la folie comprend : l'hygiène, les remèdes pharmaceutiques et l'action morale. Ces divers moyens combinés donnent le plus souvent des résultats satisfaisants; aussi doivent-ils se trouver réunis dans les mains d'un seul; suivant les indications il faut recourir aux purgatifs, aux vomitifs, alors qu'il y a eu congestion ou constipation, ou un état saburral des voies digestives. Les narcotiques sont susceptibles de rendre des services dans les cas d'agitation ; les injections hypodromiques de chlorhydrate de morphine à la dose de 0,01 pour un gramme d'eau peuvent quelquefois être utiles ; mais elles ne rendent pas toujours les services qu'on pourrait en attendre, dans certains cas nous les avons pratiquées jusqu'à la dose de 0,02 centigrammes, sans pour cela obtenir des résultats très-satisfaisants.

L'inconvénient que présentent en général les narcotiques est de déterminer fréquemment la constipation, l'embarras gastrique et la diarrhée, lorsque surtout les doses sont élevées et que le médicament est administré pendant assez longtemps.

En dehors de ces considérations nous devons reconnaître que le traitement des maladies mentales par l'opium même à doses élevées est le plus souvent suivi d'insuccès, ainsi que l'expérience paraît l'avoir démontré.

L'usage des bains est certainement un moyen médical bien préférable, auquel on doit recourir le plus souvent possible.

La durée varie suivant les cas à traiter ; mais en général nous pensons qu'on ne doit pas les prolonger au-delà de deux heures. Dans les cas toutefois où la situation du malade exige qu'on recoure à l'emploi des bains prolongés de trois ou quatre heures, il est préférable de diviser cette période de temps en deux et de faire mettre le malade au bain deux heures dans la matinée, par exemple, et deux heures dans la soirée, en ayant soin, ainsi que le conseille M. Foville, dans la seconde période, de mettre le malade au bain à l'heure la plus rapprochée du moment où il doit se mettre au lit. Dans notre compte médical de 1875, nous nous sommes occupé du traitement de la folie par la balnéation, nous avons fait connaître les indications ; nous n'y reviendrons point actuellement.

L'hydrothérapie est aussi utile dans la plupart des affections mentales et surtout dans la lypémanie et la stupidité. Elle active la circulation, favorise les fonctions de la peau et rétablit, le plus souvent, la santé physique, altérée par le délire.

Ayant observé chez un malade très-agité, un calme complet à la suite de l'application d'un vésicatoire à la nuque, nous avons crû devoir employer le vésicatoire à la nuque dans des cas semblables.

L'expérience a été faite chez plusieurs malades atteints de diverses formes d'aliénation mentale, mais elle ne nous a pas donné de résultats bien satisfaisants. Chez un seul malade, atteint de paralysie générale, avec agitation, l'application du vésicatoire à la nuque a ramené le calme complet, mais nous devons ajouter que l'agitation n'a pas tardé à reparaître. Chez un malade atteint d'hallucinations avec délire des persécutions et idées des suicides, le vésicatoire a déterminé une amélioration dans l'état mental de ce malade.

Nous avons obtenu le même résultat chaque fois que nous avons eu recours à ce moyen, mais l'amélioration ne s'est pas maintenue, ainsi qu'on aurait pû le penser tout d'abord. Peut-être que l'application de ce révulsif répétée a des intervalles plus rapprochés pourrait conduire à des conclusions plus probantes. C'est un essai à poursuivre avant de porter un jugement définitif sur l'action du vésicatoire dans la période d'agitation.

Comme par le passé, nous avons continué l'administration du bromure de potassium, dans l'épilepsie, à doses variant suivant les sujets ; les résultats obtenus ont été satisfaisants, en ce sens que le nombre des crises ont été diminuées et éloignées.

Ce médicament administré à doses élevées dans les cas d'attaques imbriquées nous a rendu des services incontestables. Il est à remarquer que le nombre des attaques imbriquées a diminué dans des proportions très-notables; il faut en rechercher la cause dans l'administration du bromure ; en outre, nous devons ajouter que généralement nous ne laissons pas fumer ces malades chez lesquels l'usage du tabac produit une influence très-facheuse en augmentant le nombre des accès d'épilepsie et donnant aux attaques une plus grande gravité.

Resterait à nous occuper du traitement de la paralysie générale progressive. Jusqu'à présent il a surtout consisté à prévenir autant que possible et à combattre les complications se présentant dans cette affection. Ces complications sont, croyons-nous, d'autant plus fréquentes et plus graves que les malades, atteints de paralysie générale progressive, sont généralement arrivés à une période déjà très-avancée lorsqu'ils sont admis dans l'établissement. Elles consistent dans la congestion, l'attaque épileptiforme, la pneumonie hypostatique, la constipation, quelquefois la diarrhée. Ces états graves ont, pour conséquence, le plus souvent d'amener la mort dans un délai rapproché. Mais il est en outre à considérer qu'on peut assez souvent prévenir ces accidents par un examen attentif et minutieux du malade.

M. Auguste Voisin a donné des indications à suivre dans le traitement de la paralysie générale progressive, qui nous paraissent précieuses. On se demande, toutefois, s'il est bien facile de les appliquer dans un asile où les malades, ainsi que je viens de le dire, sont admis alors que l'affection est déjà très-avancée, que les lésions par conséquent sont déjà anciennes. Il y a néanmoins quelque chose à faire de ce coté là, nous pensons qu'il faut tenter de mettre à profit les leçons de ce savant médecin, quelle que soit la période dans laquelle on ait à traiter la paralysie générale.

Le traitement hygiénique se rapporte à tout ce qui est de nature à favoriser les conditions d'une bonne santé chez les aliénés. Le travail est de tous les moyens de traitement peut-être le plus puissant, mais à la condition qu'il soit combiné avec les moyens thérapeutiques.

Le traitement moral peut rendre des services dans la période de la convalescence, mais il est sans efficacité soit au début, soit pendant la durée de l'affection mentale.

Il constitue l'hygiène du cerveau ; ainsi compris il mérite qu'on y ait recours.

En général, les toniques sont très utiles dans le traitement de la folie et surtout dans celui des maladies incidentes.

Nous n'insisterons pas sur le traitement de l'aliénation mentale, qu'on ne peut indiquer ici que d'une manière générale, car il varie suivant les cas et suivant les sujets.

Il nous resterait à nous occuper du traitement des affections incidentes ; nous n'en parlerons pas cette année, nous réservant de traiter ce sujet dans un autre travail.

Nous allons rapporter ci-après quelques observations recueillies dans le service par MM. les Internes. Elles ne répondent peut-être pas à tout ce que nous aurions désiré à ce sujet ; mais nous espérons qu'à l'avenir ce travail, qui concerne plus particulièrement M. le Médecin-Adjoint et MM. les Internes, se fera régulièrement et deviendra dès lors utile et fructueux pour tous ceux qui sont animés du désir de s'instruire et de travailler.

Notre devoir à nous est de demander l'exécution du règlement à cet égard et nous insisterons toujours sur cette partie du service qui ne doit pas être négligée.

Nous ne terminerons pas ce travail sans remercier M. le Docteur Laprée du concours dévoué et intelligent qu'il n'a cessé de nous prêter pendant son trop court séjour à l'asile d'Armentières, en qualité de Médecin-Adjoint, du 1er février 1877 au 23 avril 1878.

En ce qui nous concerne nous continuerons à apporter dans l'exercice des délicates et difficiles fonctions qui nous sont confiées, tout le zèle et tout le dévouement qu'exige la situation de l'Asile d'aliénés d'Armentières, n'ayant d'autre ambition que celle de satisfaire nos supérieurs, qui ont bien voulu nous honorer de leur confiance, et d'être utile, autant qu'il est en notre pouvoir, aux intérêts des aliénés.

CHAPITRE VII.

OBSERVATIONS.

OBSERVATION N° 1

recueillie par M. Traill, *interne de service.*

Épilepsie symptômatique. — Mélanose.

Cancer mélanique de l'œil droit.
Tumeurs mélaniques généralisées du cerveau.
Hémiplégie simultanée du mouvement et de la sensibilité du membre supérieur et du membre pelvien gauche.

C......,

Agé de 18 ans, n'a demeuré que huit jours dans l'établissement.
Pas de renseignements.

Ce malade à son entrée est dans un état de stupeur dont il nous est impossible de le faire sortir. Interrogé, il ne nous répond pas, et semble ne pas comprendre les questions qu'on lui adresse, aussi n'est-il possible de tirer de lui aucun renseignement sur son état antérieur. Nous avons essayé de connaître les antécédents de ce malade, nous avons même écrit à ce sujet au commissaire de la localité qu'il a habitée en dernier lieu; nous n'avons obtenu que des renseignements vagues qui ne nous apprennent rien sur la marche de sa maladie.

A son entrée on constate une exophthalmie avec opacité de la cornée, la vision de ce côté est complètement abolie. A gauche, une hémiplégie complète, la face toutefois ne semble guère déviée, si ce n'est à un degré très-faible. Le pincement des membres paralysés ne provoque pas d'actions réflexes; la pupille ne paraît pas dilatée d'une facon anormale. La sensibilité des membres paralysés est abolie dans tous ses modes; nous pinçons fortement la peau sans que le malade se plaigne ou ne fasse des mouvements du côté opposé. Il n'existe pas d'atrophie musculaire ; nous ne croyons pas non plus qu'il y ait de l'aphasie, car nous l'avons entendu prononcer quelques paroles le lendemain de son entrée.

Les membres non paralysés sont continuellement mis en activité par des soubresauts et des contractures, il y a hypéresthésie, car à peine touchons-nous la peau avec la pointe d'une épingle que les muscles se contractent plus énergiquement et sont animés de mouvements plus rapides.

A l'examen des viscères abdominaux et thoraciques nous ne trouvons aucune particularité à noter.

Diagnostic. Mis en présence du diagnostic, nous pensons tout d'abord à une lésion de l'encéphale siégeant dans les ganglions opto-striés du côté droit ayant amené la paralysie simultanée du mouvement et de la sensibilité dans les membres inférieur et supérieur du côté opposé.

Cette hémiplégie ne pouvait se rattacher à une embolie, nous n'avions constaté aucune lésion cardiaque; ni à un ramollissement cérébral, vu le jeune âge relatif de notre malade, il était de toute probabilité que nous avions à faire à une tumeur devant occuper les couches optiques et striées du côté droit et que cette tumeur devait avoir eu son point de départ dans l'œil et s'être propagée à ces couches par le nerf optique, car il n'était pas douteux que le fond de la cavité orbitaire était envahi par une tumeur qui avait projeté le globe en avant et sur la nature de laquelle nous n'avons pu nous prononcer.

Pendant les quelques jours qu'il a été en traitement à l'asile, C.... a continuellement refusé de manger et n'est pas sorti de l'état où nous le trouvons lors de son entrée ; il a eu, toutefois, des attaques d'épilepsie antérieurement à son arrivée.

Traitement : Application d'un vésicatoire à la nuque.

Bromure de potassium, 6 grammes (toniques).

Les mouvements épileptiformes des membres droits persistent. Le malade succombe après trois jours seulement de séjour à l'asile.

Autopsie : Autopsie faite ving-quatre heures après la mort par M. Traill, interne du service.

Habitus extérieur. La peau ne présente rien de particulier ; elle est blanchâtre, tirant un peu sur le brun.

Œil. Mélano-sarcome primitif de l'œil droit ayant dû débuter par la choroïde. Cette tumeur occupe environ le tiers postérieur de la cavité orbitaire, et s'est développée en-dedans et en-dehors de l'œil ; elle est extra et intra oculaire, nous la détachons facilement avec le globe oculaire ; elle est entourée d'une zône abondante de tissu cellulaire, son poids est de 17 grammes.

Sa forme est celle d'un champignon bosselé, lobulé, de couleur noire très-foncée. La surface de section est lisse, régulière, humide ; il s'en échappe une sorte de matière pulpeuse, qui, mêlée à l'eau, lui donne une teinte noirâtre assez accentuée. Le nerf optique qui, à sa terminaison, traverse cette tumeur, est noirâtre et se distingue difficilement des parties environnantes.

L'examen histologique nous confirme que nous avons affaire à un sarcome mélanique.

L'œil gauche est sain.

(Cavité cranienne). Les os du crâne sont friables et se laissent facilement briser. Les sinus sont gorgés d'un sang noir brun, il n'y a pas d'adhérence de la dure-mère avec les méninges internes. Les vaisseaux de la pie-mère sont hypérémiés; celle-ci se détache assez facilement de la substance corticale, excepté aux endroits où siégent des noyaux mélaniques, là elle est mince et semble ne faire qu'une seule et même substance avec celle qu'elle enveloppe.

Les deux hémisphères mis à découvert, nous constatons de nombreuses tumeurs noirâtres, tranchant avec la substance cérébrale qui est très-pâle, et siégeant sur toute la surface, tant interne qu'externe à la face inférieure et à la face supérieure, celles-ci sont formées d'une bouillie noirâtre semi-liquide, dans laquelle le doigt s'enfonce facilement. A la face externe de l'hémisphère gauche et à l'extrémité externe de la scissure de Sylvius se trouve une masse mélanique de la grosseur d'un œuf de pigeon : une coupe horizontale faite au niveau du corps calleux nous fait apparaître une autre tumeur de même nature occupant à droite toute la la couche optique, une partie du corps strié ; la substance environnante est jaunâtre et infiltrée par la matière mélanique.

Le nerf optique, de ce côté, est envahi dans toute son étendue et offre la même coloration.

Les pédoncules cérébelleux antérieurs présentent sur une grande étendue le même aspect. L'épendyme est chagriné ; le cervelet ne présente aucune particularité à noter.

Cavités thoraciques et abdominales. Les poumons sont le siége d'une congestion intense.

Le poumon droit présente à sa partie inférieure et antérieure un kyste de la grosseur d'une petite aveline; incisé, il s'en écoule un liquide rouge noir et sirupeux. La coupe de ce poumon laisse sourdre un liquide noir-rouge qui laisse déposer des grumeaux d'une consistance gélatineuse, de couleur noire foncée.

A gauche, adhérence de la plèvre au poumon, dépôt sur la plaie pariétale et pulmonaire de petits amas de pus concret; dans la cavité pleurale on trouve un liquide séro-purulent assez abondant.

Dans le cœur nous ne trouvons aucune particularité à noter, sauf dans les deux ventricules des caillots fibrineux dûs aux troubles apportés à l'hématose.

Coloration particulière des parois, que nous retrouvons dans tous les viscères de la cavité abdominale, et qui est due à la présence des granulations pigmentaires dans le sang.

Résumé : Sarcome mélanique de l'œil droit.

Tumeur mélanique du cerveau, dont l'une plus volumineuse, occupe la couche optique et le corps strié du côté droit.

Mélanose des tissus et des viscères.

L'examen microscopique de la tumeur a été fait par M. Dubois, interne du service

OBSERVATION N° 2

Recueillie par M. Traill, *interne de service.*

Mégalomanie.

P......... Jean-Baptiste.

Age....................	51 ans.	Instruction	Sait lire et écrire.
État-civil	Célibataire.	Habitude	Inconnue.
Profession	Batelier.	Santé physique.......	Satisfaisante.
Domicile................	Nivelles.	Caractère de la maladie avant le 3 août : (Pas de renseignements.)	
Né à Bruille-St.-Amand (Nord).			

Hérédité .... Du côté paternel.

Admis le 2 *juillet* 1866.

Antécédants............ Sait lire et écrire.
Son père a été aliéné pendant cinq ans.
P........ a été admis à l'asile de Quatre-Mares (Rouen), le 6 avril 1866 ; il donnait des signes de folie depuis trois jours.

La maladie est à peu près continue, le malade a des intervalles de lucidité, pendant ces accès il croit voir des gens qui le poursuivent pour le fusiller ; il est alors très-agité, parle beaucoup et déchire ses vêtements ; dans l'intervalle des accès, il est très-doux.

Il reste souvent sans parler, enclin à la tristesse et à la mélancolie, il n'a pas d'idées de suicide. Le trouble des facultés intellectuelles se traduit par des conceptions délirantes avec prédominance d'idées religieuses.

Amélioré le 15 mai, il a été transféré à Armentières le 27 juillet 1866, son état est demeuré stationnaire.

En juin 1873, apparaissaient déjà ses idées de grandeur ; P....... écrit le 5 juin à une de ses sœurs qu'il est l'Être suprême, souverain maître de toutes choses, et créateur, etc.

En juillet 1875, son délire persiste toujours, il est Dieu, âgé de 5 mois, lorsqu'on lui parle il demande si c'est à l'ancien P....... ou au nouveau (c'est-à-dire au Dieu, que l'on parle.

Il est maître de tous et ordonne à Monsieur Bouteille, Directeur, de se retirer de l'asile qui est sa propriété. Du reste, il attend sans trop d'impatience que ses châteaux en Espagne se réalisent, et en attendant, il s'occupe à l'atelier des menuisiers.

Actuellement, P....... nous présente le type accompli du Mégalomane vrai. Ses yeux sont vifs, animés, brillants, le regard est fier, parfois dédaigneux ; il marche la tête haute avec assurance, et dédaigne souvent ses compagnons qu'il semble éviter autant qu'il le peut. Tout chez lui est en rapport avec le sentiment exagéré qu'il a de sa personne ; il est heureux, content de son état de santé qu'il croit parfaite et inaltérable, tout en lui respire le bien-être général. D'une loquacité très-grande, P....... est toujours de bonne humeur et reste affable avec ceux qui l'entourent, mais si on cherche à le contrarier il devient arrogant et sans pitié pour ceux qui ont osé mettre en doute sa toute-puissance.

Interrogé sur ce qui fait le sujet de sa folie, ce malade nous rapporte qu'il est le maître universel, qu'il n'a pas eu de naissance, qu'il est descendu du ciel et qu'on l'a trouvé sur le bord de l'eau, mais qu'il a changé de corps et a pris celui de l'homme.

Il est maître absolu de l'asile, c'est lui qui le fait construire, tout lui obéit, maintenant, nous dit-il, il a assez vécu parmi nous, sa mission est terminée, il demande à partir. Je reproduis ci-contre une de ses lettres qu'il nous adressait à ce sujet :

« Mon ami, je mets à ta connaissance que je suis le maître universel, et que je désire me « retirer d'ici pour votre bien être à tous et ma santé personnelle ; sans cela vous êtes tous « maladiques (sic) sans que je puisse vous aider en rien, vu que je n'ai pas moi-même ce dont « j'ai besoin et ce qui me manque après treize années.

« Après tous les grands services que j'ai rendus pour tout le monde, j'ai tout combattu, « aujourd'hui les mauvais se sont tous rendus à moi et je ne vois plus mon urgence dans cette maison.

« Tu pourras dire a ces messieurs de l'administration supérieure, que cet établissement m'ap- « partient et que je pourrai vivre tranquille avec les revenus.

« Tu pourras dire aussi à ces messieurs que je leur avais demandé pour tous mes bons servi- « ces la décoration pour moi et M. Bouteille.

« J'ai fait un congé complet ; je suis revenu chez moi avec mes onze campagnes d'Afrique ; « j'ai conquis l'Afrique entièrement, j'ai terminé la guerre de Crimée, je suis très satisfait de « toi ; je parlerai à ces Messieurs à cet égard.

« Reçois mes salutations sincères.

« Ton ami, le maître universel de Dieu.

Signé : J. Bt. P... »

En dehors de la sphère de ses fausses croyances, P... conserve l'intégrité de son entendement. Aussi serait-il difficile de dire que cet homme est aliéné, si on n'était préalablement averti et si on ne l'interrogeait sur ce qui fait le sujet de son délire.

Nous ignorons quelle a pu être la cause de cette maladie : les renseignements à ce sujet nous manquent ; peut-être est-elle simplement héréditaire. Il est un fait certain, c'est que cette folie ambitieuse n'a pas débuté d'emblée, elle aurait été précédée d'accès de lypémanie avec délire des persécutions et ce n'est que beaucoup plus tard qu'est apparu le délire des grandeurs, mais il convient de noter qu'elle n'existe plus depuis longtemps et que ce malade n'a aucun symptôme rappelant de près ou de loin la lypémanie ou le délire des persécutions et que P... en l'état offre le type le plus complet du mégalomane.

Le délire primitif est aujourd'hui transformé en délire orgueilleux.

OBSERVATION N° 3,

recueillie par M. Traill, *interne de service.*

Idiotie congénitale.

Phthisie pulmonaire (Pneumonie tuberculeuse).

L..., Fernand, âgé de 14 ans, entré à l'asile d'aliénés d'Armentières, le 31 mars 1876, décédé le 12 avril 1879.

La santé de L... avant son entrée à l'infirmerie n'a présenté aucune particularité à noter, c'est vers le 10 mars qu'on a remarqué chez lui un œdème progressif qui envahit en quelques jours les membres, la face s'œdematie à son tour et devient vultueuse, puis apparaît de la cyanose. Le malade se plaint d'éprouver de la gêne dans la respiration. Traitement v. qq et T. de digitale gttes N° XV, pendant huit jours.

18 mars. Les symptômes présentent de plus chaque soir une fièvre dont la T°. s'élève à 40° envahit le malade la respiration est anhéleuse; la toux continuelle, pas d'expectoration, la la cyanose est plus accentuée, soif intense la nuit, anorexie le jour, le matin il y a rémission dans la température. Pas d'albumini dans les urines, mais des urates en quantité considérable. L'auscultation de la poitrine donne à entendre des râles humides aux deux temps plus accentués dans la région précordiale; la sonorité thoracique est beaucoup diminuée, le pouls, d'imperceptible qu'il était, a pris de la force dans la période de fièvre; il est vibrant et se chiffre par 120 pulsations.

Les bruits du cœur sont profonds, pas de bruits de souffle.

L'auscultation révèle des râles sous-crépitants fins dans toute l'étendue de la poitrine avec prédominance marquée à la région précordiale.

Temp: soir 40° 2.

Traitement: Lait un litre 1/2, nitrate de potasse 3 g. dans un litre de chiendent. Diète.

21 mars. Mêmes symptômes. Même traitement.

Température. matinale 38°.

T. soir 39°. L'anasarque diminue.

22 mars. T. 38°. Mêmes symptômes. Le pouls est à 120, diminution progressive de l'œdème. La respiration est moins gênée. Diarrhée.

T. soir 38° 8.

23 mars. T. matin 38°.

T. soir 38° 8. L'anasarque disparaît au bout de quatre jours. La figure seule est bouffie, toux fréquente surtout la nuit, pas d'expectoration, râles humides à grosses bulles.

24 mars. Même état. Le malade a demandé un morceau de pain pour tremper dans son lait, il l'a immédiatement vomi. Expectoration d'un gros crachat purulent, le diagnostic se confirme. Ses phénomènes généraux ne varient pas, la diarrhée persiste, les sueurs nocturnes deviennent de plus en plus abondantes, pouls 120.

T. oscillant entre 38 et 39°.

25, 26, 27 mars. La fièvre persiste avec autant d'intensité

28 mars. La fièvre augmente. T. matin 38° 9.

Le malade maigrit considérablement et reste continuellement couché sur le même côté; l'hypéresthésie est toujours très-forte, on ne peut toucher notre petit malade sans lui arracher immédiatement des cris. Le dypsnée est très-intense, la toux plus fréquente, sans expectoration; les crachats sont avalés. L'auscultation fait entendre des râles humides plus prononcés à gauche, sous la clavicule gauche s'entendent des râles caverneux.

T. du soir 39° 5.

Pouls faible 120 pulsations.

Traitement. Le lait est supprimé. T. digit gttes XXV.

29 mars. Même état. Mêmes symptômes. Sueurs nocturnes très-abondantes. Le malade vomit ce qu'il prend.

30 mars. T. matin 39° 2 soir 40° pouls 130, filiforme.

Demande continuellement à boire. La boisson à peine arrivée dans l'estomac est immédiatement vomie. Délire. La diarrhée persiste, la face est décolorée et très-amaigrie (muscles atrophiés).

31 mars. Les mêmes symptômes s'accentuent de plus en plus ; le délire continue avec plus d'intensité ; pouls petit, fréquent.

La T. ne varie pas.

1er avril. Le malade succombe dans le marasme.

AUTOPSIE

Faite 24 heures après la mort, par M. Bouliba, *Médecin-Adjoint.*

Le corps ne présente à signaler qu'un peu d'œdème de la face et de la jambe gauche.

Cavité crânienne. Rien à signaler du côté des os, quant à leur dureté et leur épaisseur. L'ouverture de la dure-mère laisse écouler une certaine quantité de liquide serosanguinolent. L'arachnoïde et la pie-mère sont normales et ne présentent pas d'adhérence avec la pulpe cérébrale. Nous devons pourtant signaler leur coloration qui est d'un rouge plus vif à la base du cerveau. Pas de ramollissement cérébral, un léger piqueté à la coupe. Les ventricules latéraux, moyen et du cervelet, ainsi que toutes les autres parties constituantes de l'encéphale, examinés attentivement, ne présentent rien de particulier à signaler. Un fait pourtant à noter, c'est l'absence presque totale de liquide dans les ventricules.

Cavité thoracique. Les poumons présentent des adhérences plus solides et plus nombreuses à gauche qu'à droite.

La plèvre droite contient 200 grammes environ de liquide de couleur citrine, presque transparente. Le poumon se laisse assez facilement enlever et présente disséminés dans tous ses lobes des tubercules à différentes périodes de leur évolution. Au sommet ils forment de petits ramollissements de la grosseur d'un pois, et sont assez disséminés. Plus nombreux à la partie inférieure, ils ont la grosseur d'une tête d'épingle et ne sont pas ramollis.

Le poumon gauche ne se laisse enlever qu'aux dépens de son parenchyme qui reste adhérent à la paroi thoracique, surtout au sommet. Ce sommet est le siége d'une caverne de la grosseur d'un œuf. Le poumon est dans sa totalité envahi par des cavernes, dont la grosseur varie d'une noisette à celle d'un œuf.

Le cœur est petit, sans lésions valvulaires, et surtout remarquable par la petitesse du calibre de l'aorte.

Cavité abdominale. Le foie présente une légère dégénérescence graisseuse. Les reins, la rate, les ganglions mésentériques ne présentent rien d'intéressant à signaler.

CHAPITRE VIII.

STATISTIQUE.

Mouvement de la population pendant l'année 1878.

TABLEAU N° 1.

En 1878, le chiffre des aliénés existant au 31 décembre est de 566, classés de la manière suivante :

1°	à la charge	des familles	30
2°	id.	du département du Nord	466
3°	id.	du département de la Seine	60
4°	id.	d'autres départements	3
5°	id.	de la guerre	2
6°	Id.	de l'État	5
			566

La moyenne de la population, en 1878, est de 569.3.

TABLEAU N° 2.

Les aliénés présents au 31 décembre 1878, étaient classés d'après l'affection dont ils étaient atteints, de la manière suivante :

	1877.	1878.		1877.	1878.
Manie aiguë	54	63	*A reporter*	353	356
Manie chronique	67	64	Paralysie générale progressive	34	29
Mégalomanie	27	26	Ramollissement cérébral	1	2
Dipsomanie	2	2	Imbécillité	25	24
Manie alcoolique	8	12	» compliquée d'épilepsie	1	»
Lypémanie	60	64	Idiotie	77	76
Délire des persécutions	33	35	Id. congénitale	10	11
Démence	99	86	Id. compliquée d'épilepsie	17	19
Démence sénile	2	3	Épilepsie	46	48
Alcoolisme	1	»	Stupidité	1	1
Démonomanie	»	1			
Report	353	356	TOTAUX	565	566

TABLEAU N° 3.

Au 31 décembre	1868,	la population était de	......	594	malades.
—	1869,	—	......	545	—
—	1870,	—	......	588	—
—	1871,	—	......	565	—
—	1872,	—	......	546	—
—	1873,	—	......	574	—
—	1874,	—	......	593	—
—	1875,	—	......	592	—
—	1876,	—	......	552	—
—	1877,	—	......	565	—

Soit, pour les dix années, une moyenne de **571.4**.

TABLEAU N° 4.

La moyenne, pendant les dix années suivantes, a été de :

En 1868, de.................	594.»
En 1869, de.................	574.9
En 1870, de.................	569.9
En 1871, de.................	574.5
En 1872, de.................	557.4
En 1873, de.................	564.5
En 1874, de.................	588.7
En 1875, de.................	602.2
En 1876, de.................	566.»
En 1877, de.................	571.3

Soit, pour les dix années, une moyenne de **576.3**.

Admissions.

Le nombre des malades admis en **1877** s'est élevé à **166**; il a été aussi de **166** en **1878** :

TABLEAU N° 1.

Les admissions de **1878** se classent ainsi :

1°	A la charge des familles	....	8
2°	Id.	du département du Nord.......	153
3°	Id.	du département de la Seine....	»
4°	Id.	d'autres départements.........	»
5°	Id.	de la Guerre..................	2
6°	Id.	de l'État.....................	3
			166

En **1877**, il a été admis **134** malades pour la première fois, **20** pour cause de rechute et **12** par transfèrement d'un autre asile.

En **1878**, il est entré **139** malades pour la première fois, **19** pour cause de rechute et **8** par transfèrement. D'où il ressort qu'en **1878**, il y a eu **5** aliénés de plus pour la première fois, **1** aliéné de moins par suite de rechute et **4** de moins par transfèrement.

TABLEAU N° 2.

En 1868, il a été admis dans l'asile 177 malades.

1869	....	123 —
1870	....	225 —
1871	....	189 —
1872	....	172 —
1873	....	154 —
1874	....	176 —
1875	....	170 —
1876	....	158 —
1877	....	166 —
		170.7 malades.

Soit, pour les dix années, une moyenne de **170.7** par an.

TABLEAU N° 3.

Proportion des aliénés admis, eu égard à la population moyenne pendant dix années :

1868	....	29.7
1869	....	21.3
1870	....	39.4
1871	....	32.8
1872	....	30.8
1873	....	26.7
1874	....	29.8
1875	....	29.8
1876	....	27.9
1877	....	29.»

Soit, pour les dix années, une moyenne de **29.72** entrées par rapport à la population moyenne.

TABLEAU N° 4.

Rechutes.

Temps pendant lequel les **19** malades, admis par suite de rechute, sont restés en liberté.

1 mois et au-dessous...........................	2
1 id à six mois............................	4
6 id. à un an..............................	4
1 an à deux ans..............................	3
2 ans à trois ans...........................	1
3 id. à quatre ans..........................	1
4 id. à cinq ans............................	»
5 id. à six id..............................	2
6 id. à sept id.............................	»
7 id. à huit id.............................	1
Au-dessus....................................	1
	19

TABLEAU N° 5.

Les **166** malades admis en **1878** étaient atteints de :

Manie aigue	9	Report	98
Id. chronique	29	Alcoolisme chronique	1
Mégalomanie	2	Paralysie générale progressive	32
Manie alcoolique	15	Ramollissement cérébral	5
Lypémanie	19	Imbécillité	6
Délire des persécutions	12	Idiotie	10
Démence	3	Id. congénitale	1
Id. sénile	7	Epilepsie	9
Démonomanie	1	Epilepsie-Idiotie	2
Délire aigu	1	Non-aliéné	2
			166

La proportion des aliénés atteints de paralysie générale progressive s'élève, en **1878**, à **19.2** °/₀ par rapport aux admissions.

La proportion des paralytiques admis en **1878**, eu égard à la population moyenne, s'élève **5.6** °/₀.

Paralytiques admis pendant 20 années.

TABLEAU N° 6.

1858	19
1859	11
1860	11
1861	9
1862	10
1863	16
1864	27
1865	14
1866	24
1867	21
	162

TABLEAU N° 7.

1868	36
1869	47
1870	48
1871	29
1872	32
1873	31
1874	18
1875	37
1876	30
1877	39
	347

Soit, pendant les dix premières années, **162** paralytiques admis, et **317** pendant les dix dernières, soit une différence de **155** paralytiques admis en plus pendant les dix dernières années.

La moyenne des paralytiques admis pendant les dix premières années est de **16.2**. Pendant les dix dernières années de **31.7**, soit une différence en plus de **15.5** pendant les dix dernières années; soit, pour les vingt années, une moyenne de **23.9**.

En **1878**, il est entré **32** paralytiques.

Il y a donc, cette année **8.1** paralytiques admis en plus qu'il n'y en a eu en moyenne pendant les vingt années précédentes.

TABLEAU N° 8.

MOIS D'ADMISSION.

Janvier	12	Juillet	14
Février	11	Août	15
Mars	17	Septembre	11
Avril	20	Octobre	14
Mai	10	Novembre	18
Juin	18	Décembre	6
			166

TABLEAU N° 9.

AGE DES ALIÉNÉS AU MOMENT DE L'ADMISSION.

Au-dessous de 10 ans	»
De 10 à 20 ans	6
De 20 à 30 ans	17
De 30 à 40 ans	31
De 40 à 50 ans	37
De 50 à 60 ans	29
De 60 à 70 ans	19
De 70 à 80 ans	7
De 80 à 90 ans	1
Au-dessus de 90 ans	1
Inconnus	18
	166

TABLEAU N° 10.

ÉTAT-CIVIL.

Mariés	65
Veufs	14
Célibataires	64
État-civil inconnu	23
	166

TABLEAU N° 11.

INSTRUCTION.

Instruction plus élevée	10
Sachant lire et écrire	63
Sachant lire seulement	1
Sans instruction	53
Sans renseignements	39
	166

TABLEAU N° 12.

PROFESSIONS.

Professions libérales	6
Rentiers ou propriétaires	2
Professions industrielles et commerçantes	39
Professions manuelles	44
Professions agricoles	13
Militaires	4
Sans profession	24
Gens à gages	12
Inconnues	22
	166

TABLEAU N° 13.

DOMICILE.

Villes	76
Campagnes	50
Inconnus	40
	166

TABLEAU N° 14.

CAUSES AYANT DÉTERMINÉ LA FOLIE.

Causes physiques.		*Causes morales.*	
Effets de l'âge	6	Chagrins	12
Faiblesse d'esprit	6	Religion exagérée	1
Fièvre typhoïde	2	Jalousie	4
Chute	3	Frayeur	5
Blessure à la tête	1	Excès de travail	1
Maladies diverses	8	Mauvaises lectures	1
Congestion cérébrale	5	Suites de la guerre	5
Paralysie, suite probable d'apoplexie	3	Contrariétés	1
Débauche	3	Affaires politiques	1
Idiotie	8		
Épilepsie	5		
Abus de boissons	13	Inconnues	69
Ramollissement du cerveau	3		166

TABLEAU N° 15.

HÉRÉDITÉ.

Du côté du père	3
Du côté de la mère	6
Hérédité indirecte	12
Inconnue	88
Absence présumée d'hérédité	57
	166

TABLEAU N° 16.

Sur le rapport nosographique, les 71 incurables sont ainsi classés :

Paralysie générale progressive	32
Épilepsie	9
Imbécillité	6
Idiotie	10
Idiotie congénitale	1
Démence	3
Démence senile	7
Epilepsie Idiotie	2
Alcoolisme chronique	1
	71

Sorties.

En 1877, il y a eu 31 sorties par guérison, 16 par amélioration, 1 non aliéné, 19 par transfèrement et 7 pour autres causes.

En 1878, il a été constaté 70 sorties de toute nature, comme suit :

TABLEAU N° I.

1°	A la charge des familles		5
2°	Id.	du Département du Nord	63
3°	Id.	du Département de la Seine	»
4°	Id.	d'autres départements	»
5°	Id.	de la Guerre	1
6°	Id.	de l'État	1
			70

En 1878, il y a eu 19 sorties par guérison, 32 par amélioration, 2 non aliénés, 11 par transfèrement et 6 pour autres causes.

La moyenne des sorties par guérison a été, en 1877, de 28 °/₀ par rapport au chiffre des admissions, et de 8.2 °/₀ par rapport à la population totale de l'asile.

La moyenne des sorties par guérison et par amélioration, en 1878, est de 30.7 %, par rapport au chiffre des admissions, et de 8.9 %, eu égard à la moyenne de la population.

Les malades sortis par guérison et par amélioration sont classés comme suit, par rapport aux admissions :

1° Admis pour la première fois	41
2° Id. par suite de rechute	10
	51

TABLEAU N° 2.

En 1868,	il est sorti	63	malades par	guérison et	amélioration.
1869	—	67	—	—	—
1870	—	97	—	—	—
1871	—	87	—	—	—
1872	—	88	—	—	—
1873	—	38	—	—	—
1874	—	52	—	—	—
1875	—	47	—	—	—
1876	—	62	—	—	—
1877	—	47	—	—	—
		648			

Soit, pendant ces dix années, une moyenne de 64-8 sorties par guérison et amélioration.

TABLEAU N° 2 bis.

SORTIS PAR GUÉRISON ET AMÉLIORATION PENDANT LES DIX ANNÉES SUIVANTES :

	Guéris.	Améliorés.
1868	50	13
1869	36	31
1870	74	23
1871	59	28
1872	62	26
1873	27	11
1874	36	14
1875	43	4
1876	42	20
1877	31	16

Soit une moyenne de 64.8 malades.

TABLEAU N° 3.

PROPORTION DES SORTIES PAR GUÉRISON ET AMÉLIORATION PAR RAPPORT AU CHIFFRE DES ADMISSIONS.

1868	35.5
1869	54.4
1870	43.1
1871	46.»
1872	51.1
1873	25.1
1874	29.5
1875	27.6
1876	39.2
877	28.3

La moyenne des sorties par guérison et amélioration, par rapport aux admissions, pendant dix années, est de **37.98**.

TABLEAU N° 4.

PROPORTION DES SORTIES PAR GUÉRISON ET AMÉLIORATION, PENDANT DIX ANNÉES, EU ÉGARD A LA POPULATION MOYENNE.

1868	10.6
1869	11.6
1870	17.»
1871	15.1
1872	15.7
1873	6.7
1874	8.8
1875	7.9
1876	10.9
1877	8.2

La moyenne des sorties par guérison et amélioration, eu égard à la population moyenne, pendant dix années, est de **11.25**.

TABLEAU N° 5.

En 1868,	il est sorti	105	malades	pour toutes causes.
1869,	—	98	—	—
1870,	—	123	—	—
1871,	—	123	—	—
1872,	—	121	—	—
1873,	—	58	—	—
1874,	—	69	—	—
1875,	—	66	—	—
1876,	—	78	—	—
1877,	—	74	—	—
		915		

Soit, pendant les dix années, une moyenne de **91.5** sorties pour toutes causes.

TABLEAU N° 6.

Les malades, au moment de leur admission, étaient atteints de :

	Guéris.	Améliorés
Manie	9	10
Mégalomanie	»	1
Manie alcoolique	4	6
Lypémanie	3	5
Délire des persécutions	1	3
Démence avec réaction maniaque	1	»
Paralysie générale progressive. (Rémission.)	»	1
Épilepsie (avec agitation maniaque)	1	»
Imbécillité id.	»	3
Épilepsie	»	1
Idiotie (agitation maniaque)	»	2
	19	32

TABLEAU N° 7.

	Guéris.	Améliorés
Malades admis en 1878 et sortis la même année	15	18
Malades admis antérieurement et sortis en 1878	4	14
	19	32

TABLEAU N° 8.

DURÉE DE LA MALADIE AVANT L'ADMISSION DES ALIÉNÉS SORTIS PAR GUÉRISON ET PAR AMÉLIORATION, EN 1878, ET QUI ÉTAIENT ENTRÉS DANS L'ÉTABLISSEMENT EN 1878.

	Guéris.	Améliorés
1 mois et au dessous	7	7
1 à 3 mois	6	2
3 à 6 mois	»	1
6 mois à un an	1	»
1 an à 2 ans	»	»
2 ans et au-dessus	1	2
Époque indéterminée	»	6
	15	18

TABLEAU N° 9.

DURÉE DE LA MALADIE AVANT L'ADMISSION DES ALIÉNÉS SORTIS EN 1878 ET ADMIS ANTÉRIEUREMENT.

	Guéris.	Améliorés
1 mois et au-dessous	1	1
1 à 3 mois	1	»
3 à 6 mois	»	»
6 mois à 1 an	1	1
1 an à deux ans	»	1
2 ans et au-dessus	1	5
Époque indéterminée	»	6
	4	14

TABLEAU N° 10.

AGE DES ALIÉNÉS AU MOMENT DE LEUR SORTIE PAR GUÉRISON ET PAR AMÉLIORATION.

De 10 à 20 ans	2
De 20 à 30 ans	11
De 30 à 40 ans	10
De 40 à 50 ans	14
De 50 à 60 ans	9
De 60 à 70 ans	4
De 70 à 80 ans	1
	51

TABLEAU N° 11.

ÉTAT-CIVIL.

Mariés	19
Veufs	3
Célibataires	29
	51

TABLEAU N° 12.

PROFESSIONS.

Professions libérales	»
Rentiers ou propriétaires	1
Professions industrielles et commerçantes	16
Professions manuelles	16
Professions agricoles	5
Militaires	1
Gens à gages	2
Sans Profession ou professions inconnues	10
	51

TABLEAU N° 13.

MOIS DES SORTIES.

Janvier	»	Juillet	3
Février	»	Août	»
Mars	»	Septembre	3
Avril	6	Octobre	5
Mai	3	Novembre	12
Juin	4	Décembre	15
			51

TABLEAU N° 14.

DURÉE DU TRAITEMENT.

1 mois et au-dessous	1
De 1 à 3 mois	10
De 3 à 6 mois	15
De 6 mois à un an	14
De 1 an à 2 ans	6
De 2 ans et au-dessus	5
	51

TABLEAU N° 15.

CAUSES AYANT DÉTERMINÉ LA FOLIE DES ALIÉNÉS SORTIS ET AMÉLIORÉS.

	Guéris.	Améliorés
Idées religieuses	1	2
Abus de boissons alcooliques	3	6
Chagrins domestiques	1	2
Affaires politiques	»	3
Congestion cérébrale	1	»
Frayeur	2	1
Jalousie	2	»
Blessures	1	»
Intoxination de plomb	1	»
Maladies diverses	2	2
Misère	»	1
Insolation	»	1
Faibles d'esprit	1	1
Effets de l'âge	1	»
Inconnues	3	13
	19	32

Décès.

TABLEAU N° 1.

En **1878**, le chiffre des décès s'est élevé à **95**, répartis de la manière suivante :

1°	A la charge des Familles		2
2°	Id.	du Département du Nord	80
3°	Id.	du Département de la Seine	11
4°	Id.	d'autres Départements	»
5°	Id.	de la guerre	1
6°	Id.	de l'État	1
			95

La moyenne de décès en **1878** est de **16.6** °/₀ par rapport à la population.

TABLEAU N° 2.

Lors de leur admission les malades décédés étaient atteints de :

Manie aiguë	»
Manie chronique	11
Mégalomanie	2
Lypémanie	7
Délire des persécutions	4
Démence simple	15
Démence sénile	6
Paralysie générale progressive	27
Ramollissement cérébral	4
Imbécillité	3
Idiotie	8
Idiotie compliquée d'épilepsie	»
Epilepsie	5
Alcoolisme	2
Manie alcoolique	1
	95

TABLEAU N° 3.

MOYENNE DES DÉCÉDÉS PENDANT VINGT ANNÉES.

En 1858	15.16	En 1868	13.80
1859	11.23	1869	12.69
1860	12.80	1870	10.36
1861	13.40	1871	15.50
1862	11.14	1872	12.56
1863	14.89	1873	11.52
1864	14.53	1874	14.92
1865	16.30	1875	17.43
1866	18.62	1876	21 20
1867	16.88	1877	13.82

La moyenne des décès, pendant les dix premières années, est de 14.50 %; pendant les dix dernières années, de 14.38 %; soit, pour les dix dernières années, une différence en moins de 0.12 %.

TABLEAU N° 4.

PARALYTIQUES DÉCÉDÉS PENDANT VINGT ANNÉES.

Année	Décès	Année	Décès
1858	12	1868	29
1859	11	1869	20
1860	14	1870	14
1861	11	1871	30
1862	6	1872	23
1863	8	1873	26
1864	16	1874	25
1865	16	1875	28
1866	21	1876	31
1867	16	1877	23
	130		249

Soit, pendant les dix premières années, une moyenne de 13.1, et pendant les dix dernières années, une moyenne de 24.9; soit, pour les vingt années, une moyenne de 19.

TABLEAU N° 5.

PROPORTION DES DÉCÉDÉS PARALYTIQUES, PAR RAPPORT AUX DÉCÈS PENDANT VINGT ANNÉES.

Année	Proportion	Année	Proportion
1858	14.6	1868	35.3
1859	18.»	1869	27.3
1860	18.6	1870	23.7
1861	14.1	1871	33.7
1862	9.»	1872	32.8
1863	9.»	1873	40.0
1864	18.3	1874	28.4
1865	16.3	1875	26.6
1866	17.9	1876	25.8
1867	16.8	1877	29.2
	152.6		302.8

La proportion des décès paralytiques, par rapport aux décès pendant les dix premières années, est de 15.26, et, pendant les dix dernières années, de 30.28; soit, pendant les dix dernières années, une différence en plus de 15.02, qui représente plus que la moitié.

TABLEAU N° 6.

DURÉE DE LA MALADIE AVANT L'ADMISSION DES ALIÉNÉS ADMIS ET DÉCÉDÉS EN 1878, ET CEUX ADMIS ANTÉRIEUREMENT ET DÉCÉDÉS EN 1878.

	Admis et décédés en 1878.	Admis antérieurement et décédés en 1878.
De 1 mois et au-dessous	3	3
De 1 à 3 mois	6	5
De 3 à 6 mois	»	5
De 6 mois à 1 an	4	1
De 1 an à 2 ans	2	2
De 2 ans et au-dessus	10	14
Depuis la naissance	»	4
Inconnu	7	29
	32	63

TABLEAU N° 7.

DURÉE DU SÉJOUR DES 32 ALIÉNÉS ADMIS EN 1878 ET DÉCÉDÉS PENDANT L'ANNÉE.

Du 1er au 20e jour	12
Du 20e au 40e jour	7
Du 40e au 60e jour	2
Du 60e au 90e jour	4
Du 3e au 4e mois	1
Du 4e au 5e mois	»
Du 5e au 6e mois	3
Du 6e au 7e mois	2
Du 7e au 8e mois	»
Du 8e au 9e mois	»
Du 9e au 10e mois	1
	32

TABLEAU N° 8.

DURÉE DU SÉJOUR DES 63 ALIÉNÉS DÉCÉDÉS EN 1878 ET ADMIS ANTÉRIEUREMENT.

Moins d'un mois	»	De 10 à 11 mois	1
De 1 mois à 2 mois	2	De 11 à 12 mois	1
De 2 à 3 mois	2	De 1 an à 2 ans	10
De 3 à 4 mois	2	De 2 ans à 3 ans	2
De 4 à 5 mois	1	De 3 ans à 4 ans	3
De 5 à 6 mois	3	De 4 ans à 5 ans	4
De 6 à 7 mois	1	De 5 ans à 10 ans	9
De 7 à 8 mois	»	De 10 ans à 20 ans	8
De 8 à 9 mois	»	De 20 ans à 30 ans	9
De 9 à 10 mois	1	Au-dessus de 30 ans	4
			63

TABLEAU N° 9.

PROFESSIONS.

Professions libérales	3
Rentiers ou propriétaires	»
Professions industrielles et commerçantes	28
Id. manuelles	24
Id. agricoles	3
Militaires	3
Gens à gages	8
Sans profession	17
Professions inconnues	9
	95

TABLEAU N° 10.

MOIS DES DÉCÈS.

Janvier	17	Juillet	6
Février	8	Août	4
Mars	9	Septembre	3
Avril	14	Octobre	4
Mai	6	Novembre	9
Juin	8	Décembre	7
			95

TABLEAU N° 11.

DÉCÈS PAR SAISONS.

HIVER.		PRINTEMPS.		ÉTÉ.		AUTOMNE.	
Décembre	7	Mars	9	Juin	8	Septembre	3
Janvier	17	Avril	14	Juillet	6	Octobre	4
Février	8	Mai	6	Août	4	Novembre	9
	32		29		18		16

TABLEAU N° 11 bis.

DÉCÈS PAR SAISONS.

MOIS FROIDS.		MOIS CHAUDS.	
Janvier	17	Avril	14
Février	8	Mai	6
Mars	9	Juin	8
Octobre	4	Juillet	6
Novembre	9	Août	4
Décembre	7	Septembre	3
	54		41

TABLEAU N° 12.

AGE DES ALIÉNÉS DÉCÉDÉS.

Au-dessous de 10 ans	1
De 10 à 20 ans	1
De 20 à 30 ans	5
De 30 à 40 ans	14
De 40 à 50 ans	19
De 50 à 60 ans	20
De 60 à 70 ans	19
De 70 à 80 ans	10
De 80 à 90 ans	1
Au-dessous de 90 ans	1
Inconnus	4
	95

TABLEAU N° 13.

ÉTAT-CIVIL.

Mariés	43
Veufs	5
Célibataires	38
Sans renseignements	9
	95

TABLEAU N° 14.

DURÉE DU TRAITEMENT.

De 1 mois et au-dessous	15
De 1 mois à 2 mois	9
De 2 mois à 3 mois	6
De 3 mois à 4 mois	3
De 4 mois à 5 mois	1
De 5 mois à 6 mois	6
De 6 mois à 1 an	5
De 1 an à 2 ans	11
Au-dessus de 2 ans	39
	95

TABLEAU N° 15.

MALADIES AYANT OCCASIONNÉ LA MORT.

Paralysie générale progressive	29
Ramollissement cérébral	4
Phthisie pulmonaire	15
Affection chronique du cœur	8
Cancer de l'estomac	2
Gangrène sénile	3
Marasme nerveux	3
Apoplexie pulmonaire	1
Fièvre typhoïde	1
Pneumonie	3
Attaques répétées d'épilepsie	2
Epilepsie (asphyxie)	1
Péritonite	2
Pneumonie double	5
Accidents (suicide)	2
Broncho-pneumonie	2
Carie des os	1
Infection purulente	1
Alcoolisme	2
Entérite	4
Démence sénile	1
Pleurésie	1
Apoplexie séreuse	1
Méningo encéphalite	1
	95

TABLEAU N° I.

Maladies incidentes.

AFFECTIONS INTERNES.	Janvier.	Février.	Mars.	Avril.	Mai.	Juin.	Juillet.	Août.	Septembre.	Octobre.	Novembre.	Décembre.	Total.
Diarrhée	14	7	8	6	15	1	17	6	6	4	3	2	89
Convulsions épileptiformes	4	2	»	1	»	»	»	»	»	»	»	»	7
Embarras gastrique	1	5	3	11	16	15	15	2	11	13	3	4	99
Erysipèle	1	3	1	3	»	»	1	»	»	»	»	1	10
Bronchite	8	2	7	5	»	»	»	»	»	4	3	2	31
Syncope	1	»	1	»	»	»	»	»	»	»	»	»	2
Attaques répétées d'épilepsie	2	2	1	1	2	2	1	»	»	»	»	»	11
Pneumonie	2	1	1	»	1	1	2	1	»	2	3	»	14
Affection chronique du cœur	2	»	1	1	»	»	»	»	1	»	»	»	5
Asthme	1	»	1	»	»	»	»	»	»	»	»	»	2
Anasarque	1	»	»	»	»	»	»	»	»	»	»	»	1
Apoplexie	1	»	»	»	»	»	»	»	»	»	»	»	1
Emphysème pulmonaire	1	1	4	»	»	»	1	»	»	»	1	»	8
Erythème	»	1	1	»	»	»	»	»	»	»	»	»	2
Purpura hémorrhagica	»	1	»	1	1	»	»	»	»	»	»	»	3
Fièvre typhoïde	»	3	»	»	»	»	»	»	»	»	»	»	3
Pleurésie	»	1	1	»	»	»	»	»	»	1	»	1	4
Constipation	»	1	»	»	»	1	»	»	»	»	»	»	2
Phthisie	»	»	7	»	3	1	3	»	»	4	»	»	18
Péritonite	»	»	1	»	»	»	»	»	»	»	»	»	1
Ictère	»	»	1	»	»	»	»	»	»	»	»	»	1
Amygdalite	»	»	»	»	»	»	»	»	1	»	»	»	1
Rhumatisme articulaire	»	»	1	1	»	1	»	»	2	»	1	»	6
Parotidite	»	»	»	»	»	»	»	»	»		»	1	1
Congestion cérébrale	»	»	»	1	»	»	»	2	»		»	»	3
Congestion pulmonaire	»	»	»	»	1	1	1	»	»	»	»	»	3
Œdème des jambes (extrémités inférieures)	»	»	»	»	3	5	»	3	1	2	1	»	15
Lumbago	»	»	»	»	1	»	»	»	»	»	»	»	1
Urticaire	»	»	»	»	1	»	»	1	»	»	»	»	2
Zona	»	»	»	»	»	»	1	»	»	»	»	»	1
Cholérine	»	»	»	»	»	»	1	»	»	»	»	»	1
Débilité	»	»	»	»	»	»	1	3	1	»	1	»	6
Cancer de l'estomac	»	»	»	»	»	»	»	»	»	1	»	»	1
TOTAUX	39	30	40	31	44	28	44	18	23	31	16	11	355

TABLEAU N° 2.

Maladies incidentes.

AFFECTIONS EXTERNES.	Janvier.	Février.	Mars.	Avril.	Mai.	Juin.	Juillet.	Août.	Septembre.	Octobre.	Novembre.	Décembre.	TOTAL.
Eschares	7	1	2	»	»	1	»	»	»	2	1	3	17
Phlegmon.................	2	»	»	1	»	1	1	1	»	1	»	»	7
Plaies diverses	5	2	6	11	9	10	2	4	7	1	9	4	70
Contusion	1	»	»	1	»	»	»	»	»	»	»	»	2
Panaris	2	»	»	1	»	1	»	»	1	»	»	1	6
Fluxion dentaire............	1	»	1	»	»	1	1	1	1	»	1	1	8
Furoncles..................	2	»	1	»	4	7	3	3	2	3	5	5	35
Polype de l'oreille..........	1	»	»	»	»	»	»	»	»	»	»	»	1
Anthrax..................	1	»	1	2	3	4	1	»	1	»	1	5	19
Abcès divers..........	1	5	3	2	1	2	1	1	1	»	2	1	20
Abcès gingival	2	»	1	»	1	»	»	2	»	»	1	»	7
Conjonctivite granuleuse	»	2	1 1 rech	2 2 rech	1	9	7	3	5 2 rech	13	»	2	45
Conjonctivité simple.........	»	1	»	1	1	1	»	2	1	1	»	»	8
Cataracte	»	1	»	»	»	»	»	»	»	»	»	»	1
Impétigo du cuir chevelu.....	»	1	»	»	»	»	»	»	»	»	»	»	1
Gangrène sénile............	»	»	1	1	»	»	»	»	»	»	»	»	2
Gangrène des orteils.........	»	»	»	1	»	»	»	»	»	»	»	»	1
Psoriasis guttata	»	»	»	1	»	»	»	»	»	»	»	»	1
Eczéma	»	»	»	1	»	»	»	»	»	»	»	»	1
Ulcères des jambes..........	»	»	»	»	1	1	»	2	1	1	1	2	9
Phimosis. (1)	»	»	»	»	1	»	»	»	»	»	»	»	1
Tumeur blanche............	»	»	»	»	1	»	»	»	»	»	»	»	1
Hémorrhoïdes	»	»	»	»	1	»	»	»	»	»	»	»	1
Adénite..................	»	»	»	»	1	2	»	»	»	»	1	»	4
Ecthyma..................	»	»	»	»	»	1	»	1	»	»	»	»	2
Gangrène des lèvres.........	»	»	»	»	»	1	»	»	»	»	»	»	1
Hématome de l'oreille........	»	»	»	»	»	»	»	1	»	»	»	»	1
Lymphangite	»	»	»	»	»	»	»	1	»	»	»	»	1
Hygroma suppuré...........	»	»	»	»	»	»	»	1	»	»	»	»	1
Entorses..................	»	»	»	»	»	»	»	»	1	»	1	»	2
Fistule à l'anus.	»	»	»	»	»	»	»	»	1	»	»	»	1
Fracture-cuisse.............	»	»	»	»	»	»	»	»	»	»	1	»	1
Hernies	»	»	»	»	»	»	»	»	»	»	2	»	2
Balanite	»	»	»	»	»	»	»	»	»	»	»	1	1
TOTAUX......	25	13	17	25	25	42	16	23	22	22	26	25	281

(1). L'opération a bien réussi.

TABLE.

Lille-Imp. L. Danel

www.ingramcontent.com/pod-product-compliance
Ingram Content Group UK Ltd.
Pitfield, Milton Keynes, MK11 3LW, UK
UKHW021014200726
13857UKWH00004B/1448